AF463010

LES

DIFFORMES

ET LES

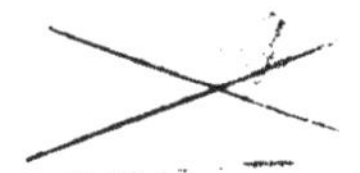

MALADES

DANS L'ART

PAR

J.-M. CHARCOT (DE L'INSTITUT) ET PAUL RICHER

AVEC FIGURES INTERCALÉES DANS LE TEXTE

PARIS

LECROSNIER ET BABÉ, LIBRAIRES-ÉDITEURS

PLACE DE L'ÉCOLE-DE-MÉDECINE

1889

LES

DIFFORMES

ET LES

MALADES

DANS L'ART

Imprimeries réunies, B, rue Mignon, 2.

LES

DIFFORMES

ET LES

MALADES

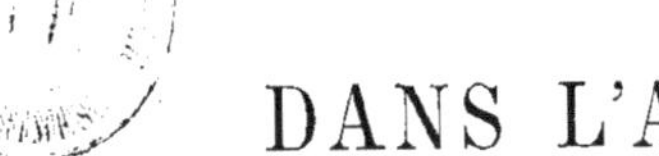

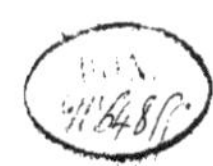

DANS L'ART

PAR

J.-M. CHARCOT (DE L'INSTITUT) ET PAUL RICHER

AVEC FIGURES INTERCALÉES DANS LE TEXTE

PARIS

LECROSNIER ET BABÉ, LIBRAIRES-ÉDITEURS

PLACE DE L'ÉCOLE-DE-MÉDECINE

1889

INTRODUCTION

Dans un récent voyage que l'un de nous fit à Venise, il fut vivement frappé de retrouver dans un mascaron grotesque de l'église Santa Maria Formosa tous les caractères d'une déformation morbide parfaitement définie, et dont il avait, peu de jours auparavant, montré quelques types remarquables aux auditeurs de ses conférences cliniques, à la Salpêtrière.

Cette découverte, qu'une rencontre fortuite avait provoquée, a été le point de départ de nos recherches sur la reproduction artistique des maladies et des difformités.

Aussitôt notre attention dirigée de ce côté, nous avons vu les documents de ce genre se présenter en foule. Ils sont en effet loin d'être aussi rares qu'on serait, de prime abord, tenté de le croire; ils forment un groupe nombreux où figurent des œuvres de toutes les époques, de valeur artistique inégale, il est vrai, mais parmi lesquelles il en est de premier ordre, signées des plus grands noms.

Nous laissons de côté toutes les représentations de monstres ou êtres fabuleux et hybrides formés de parties appartenant à des êtres distincts, tels que sphinx, centaures, sirènes, chimères, etc. Ces inventions, pour lesquelles l'artiste n'a d'autres lois que les mythes religieux, les légendes des époques héroïques ou les seuls caprices de son imagination, ne rentrent pas dans le cadre de la présente étude.

Nous pourrions en dire autant des œuvres de la caricature en général. Destinées à mettre en saillie un trait particulier, elles s'éloignent volontairement de la nature. Le système d'atténuation ou d'exagération, qui en est la règle, leur enlève le plus souvent toute valeur au point de vue spécial où nous nous plaçons. Cependant on peut reconnaître que certains types de la caricature dérivent en ligne directe de la copie d'une difformité naturelle. Le Bouffon du ciel égyptien a été doté des malformations du nain rachitique. Nous signalerons plus loin plusieurs statuettes antiques représentant, avec une intention caricaturale évidente, des pygmées bossus ou à jambes torses, et qui ne sont que des reproductions fidèles ou relatives de la nature, auxquelles l'art n'a rien eu à ajouter.

La mascaron de Santa Maria Formosa rentre dans cette catégorie.

Les circonstances dans lesquelles les artistes ont eu à copier la difformité naturelle nous paraissent avoir été les suivantes :

1° Lorsque, dans une intention caricaturale, avec l'idée de rendre un grotesque, l'artiste a trouvé dans une difformité naturelle un modèle qu'il a su saisir au passage, et dont la copie fidèle a suffi pour atteindre le but qu'il se proposait. On sera peut-être surpris (c'est le cas pour le mascaron que nous venons de citer) de reconnaître, preuves en main, que telle œuvre, qui ne semble être que le produit du hasard ou d'une imagination déréglée, n'est en somme que l'imitation scrupuleuse, réaliste, servile d'un modèle ; 2° dans les portraits de personnages porteurs de difformités naturelles ; les bouffons et les nains des cours royales dont il existe de si nombreuses images authentiques, en sont des exemples ; 3° enfin, dans la représentation des scènes de maladies ou de guérisons miraculeuses ; les démoniaques, dont nous avons fait récemment une étude approfondie, pourraient entrer dans cette catégorie où viennent prendre rang tous les infirmes, estropiés, paralytiques, lépreux, etc... qui figurent dans un grand nombre de tableaux, mis au rang des chefs-d'œuvre.

Notre rôle est modeste. Sans entrer dans aucune théorie sur la nature, les conditions et le but de l'art, en restant dans les limites de notre compétence, nous chercherons à mettre en valeur les morceaux dans lesquels les artistes n'ont pas craint de copier, non plus des types de perfection choisis avec soin, mais des infirmités, des difformités, des maladies, les erreurs, les déviations, les aberrations de la nature.

C'est, si l'on veut, l'invasion de la pathologie dans l'art. Que si un tel sujet soulevait les appréhensions des esprits férus d'idéal, ou exclusivement amoureux des belles formes, auxquels répugnent la vue des infirmités humaines et les dissertations dont elles peuvent être l'objet, nous pourrions répondre que la faute première en est aux artistes. Qu'ils se rassurent cependant, nous nous garderons de faire montre ici d'une érudition facile, nous ne traiterons les questions spéciales que dans les limites nécessaires pour la compréhension des œuvres artistiques que nous nous proposons d'examiner.

On nous dira que l'art vit de conventions et d'exagérations, qu'il est au-dessus, tout au moins en dehors de la science et n'a rien de commun avec elle. Il est des personnes qui affectent de jeter les hauts cris à la seule pensée de la science s'introduisant dans le domaine de l'art. Les habitudes d'analyse, de morcellement du travail, de spécialisation, qui sont à la fois une des conséquences et des sources du progrès moderne, semblent favoriser ce sentiment. Mais il ne faut pas que le détail empêche de voir l'ensemble, que les arbres masquent la forêt. Vus de haut, science et art ne sont plus que deux manifestations d'un même phénomène, deux faces d'un même objet. « Savoir, a dit M. Ernest Chesneau, est la seule base de l'infaillibilité de l'art. Savoir et bien savoir — la pensée appuyée sur ce levier se fortifie, se contrôle elle-même, et possède pour se manifester non seulement l'expression exacte et incontestable, mais aussi la conscience raisonnée de cette exactitude. Quelle plus grande joie morale? »

C'est ce que les artistes ont compris depuis longtemps, et, dans la pratique, l'union est faite entre l'art et la science. Nous pensons donc superflu d'entreprendre ici la démonstration régulière des rapports intimes qui lient entre elles ces deux grandes manifestations de l'activité humaine.

Néanmoins, nous demandons à présenter quelques courtes considérations, plus spécialement en rapport avec l'objet qui nous occupe.

Un grand artiste, qui fut en même temps un grand penseur, Léonard de Vinci, a parfaitement défini le rôle de la science lorsqu'il dit : « D'une manière générale, la science a pour office de distinguer ce qui est impossible de ce qui est possible. L'imagination, livrée à elle-même, s'abandonnerait à des rêves irréalisables : la science la contient en nous enseignant ce qui ne peut pas être. Il ne suit pas de là que la science renferme le principe de l'art, mais qu'on doit étudier la science ou avant l'art ou en même temps, pour apprendre dans quelles limites il est contraint de se renfermer[1]. »

Dans la représentation du corps humain, par exemple, il est des lois que l'artiste ne saurait enfreindre, des limites que sa fantaisie ne saurait dépasser. L'anatomie est une science qui prête à l'artiste un concours nécessaire pour la création de ses plus belles conceptions. Mais, dans ses déviations, la nature n'obéit-elle plus à des lois ? Et ici nous touchons au sujet qui nous intéresse plus particulièrement à cette heure. Suffit-il pour faire un bossu de lui courber la colonne, un bancal de lui tordre le pied, un nain de lui rapetisser la taille ? « La nature, dit Diderot, ne fait rien d'incorrect. Toute forme belle ou laide a sa cause, et de tous les êtres qui existent il n'y en a pas un qui ne soit comme il doit être. » Et plus loin : «... Un nez tors en naturel n'offense point parce que tout se tient ; on est conduit à cette difformité par de petites altérations adjacentes qui l'amènent et la suivent. Tordez le nez à l'Antinoüs, en laissant le reste tel qu'il est, ce nez sera mal. Pourquoi ? C'est que l'Antinoüs n'aura pas le nez tors mais cassé. » — « Tournez vos regards vers cet homme, ajoute-t-il encore, dont le dos et la poitrine ont pris une forme convexe. Tandis que les cartilages antérieurs du cou s'allongeaient, les vertèbres postérieures s'affaissaient ; la tête s'est renversée, les mains se sont redressées à l'articulation du poignet, les coudes se sont portés en arrière, tous les membres ont cherché

1. Cité par M. Félix Ravaisson-Mollien, in art. DESSIN du *Dictionnaire pédagogique*.

le centre de gravité commun qui convenait le mieux à ce système hétéroclite, le visage a pris un air de contrainte et de peine. Couvrez cette figure; n'en montrez que les pieds à la nature, et la nature dira, sans hésiter: « Ces pieds « sont ceux d'un bossu... »

Ces idées de Diderot étaient précisées par l'un de nous au sujet d'une étude sur un buste d'Esope, dont il sera d'ailleurs parlé plus loin : « La médecine, écrivait-il il y a déjà presque trente ans, est en possession de décider si telle ou telle imperfection de traits, d'attitude ou de conformation appartient à la nature ou au ciseau, et si conséquemment elle accuse chez l'artiste ou une grande habileté ou une grande impéritie. Il n'est, pour ainsi dire, pas d'irrégularité morphologique absolument circonscrite; ce n'est jamais qu'un centre d'où émanent, dans les parties environnantes et parfois à une grande distance, des caractères spéciaux entièrement subordonnés à la nature, au siège, au degré de la difformité et qui la traduisent selon des règles fixes et nécessaires[1]. »

L'étude que nous entreprenons sur la représentation artistique des difformités nous parait offrir deux genres d'intérêt: elle montre comment les artistes ont su allier au culte du beau la recherche scrupuleuse de la nature; elle introduit, en outre, dans les arts plastiques, un nouvel élément de critique, qui relève au premier chef de la science et dont il appartient plus spécialement aux médecins d'établir la signification et la portée.

L'art n'a rien à redouter de ce contrôle qui, lorsqu'il est exercé par l'artiste lui-même sur ses propres œuvres, devient une force nouvelle. « La parenté qui lie l'art à la science, a dit H. Taine, est un honneur pour lui, comme pour elle; c'est une gloire pour elle de fournir à la beauté ses principaux supports, c'est une gloire pour lui que d'appuyer ses plus hautes constructions sur la vérité. »

Sans avoir la prétention d'établir une classification rigoureuse, nous grouperons les documents que nous avons réunis en plusieurs catégories:

1. *De quelques marbres antiques concernant des études anatomiques*, par J.-M. Charcot et A. Dechambre (*Gazette hebdomadaire de médecine et de chirurgie*, t. IV, n° 25, 1857).

Les grotesques, — Les nains, bouffons et idiots, — Les infirmes (paralytiques, boiteux, culs-de-jatte, mutilés, etc.), — Les aveugles, — Les teigneux et les pouilleux, — Les syphilitiques, — Les lépreux, — Les pestiférés, — Les malades, — Les morts.

Nous avons puisé rigoureusement nos exemples dans les œuvres des maîtres de tous les temps et de toutes les écoles, sans distinction[1]. La peinture, la sculpture, la gravure nous offraient des matériaux innombrables, et nous avons dû nous borner aux faits concluants, d'où se dégagent perpétuellement l'étude et le sentiment de la nature.

1. Nous n'avons fait d'exception que pour les œuvres modernes dont l'examen ne pouvait entrer dans le cadre de la présente étude.

LES

DIFFORMES ET LES MALADES

DANS L'ART

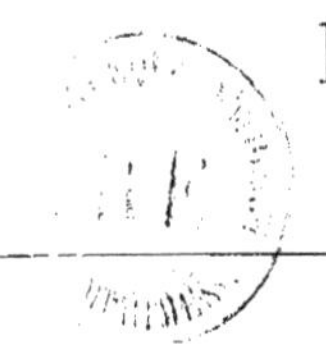

LES GROTESQUES

Le mascaron grotesque de l'église Santa Maria Formosa, à Venise, qui a été l'occasion et le point de départ de ce livre, ainsi que nous l'avons rappelé au début de notre introduction, appartient à l'art de la décadence italienne.

John Ruskin, qui en parle dans son ouvrage, *les Pierres de Venise*, l'apprécie fort sévèrement.

« Une tête énorme, inhumaine et monstrueuse, dit-il, ricanante, d'une expression qui la ravale au niveau de la brute, trop abjecte pour être représentée ou décrite, et qu'on ne saurait contempler au delà de quelques instants... On peut y voir l'indice de cette complaisance à contempler la dégradation de la brute et l'expression du sarcasme bestial, qui est, je crois, l'état d'esprit le plus déplorable où l'homme puisse descendre [1]. »

Sans avoir l'intention de relever le mérite artistique de ce morceau de sculpture, nous pensons qu'il n'est peut-être pas sans intérêt d'exposer les quelques réflexions que son étude, à un point de vue purement médical, nous a suggérées. A notre avis cette déformation des traits, qui donne au masque un aspect si grotesque et si hideux, n'est point le résultat d'une simple fantaisie artistique. La nature dans l'infinie variété des formes

1. John Ruskin, *les Pierres de Venise*, III, p. 121.

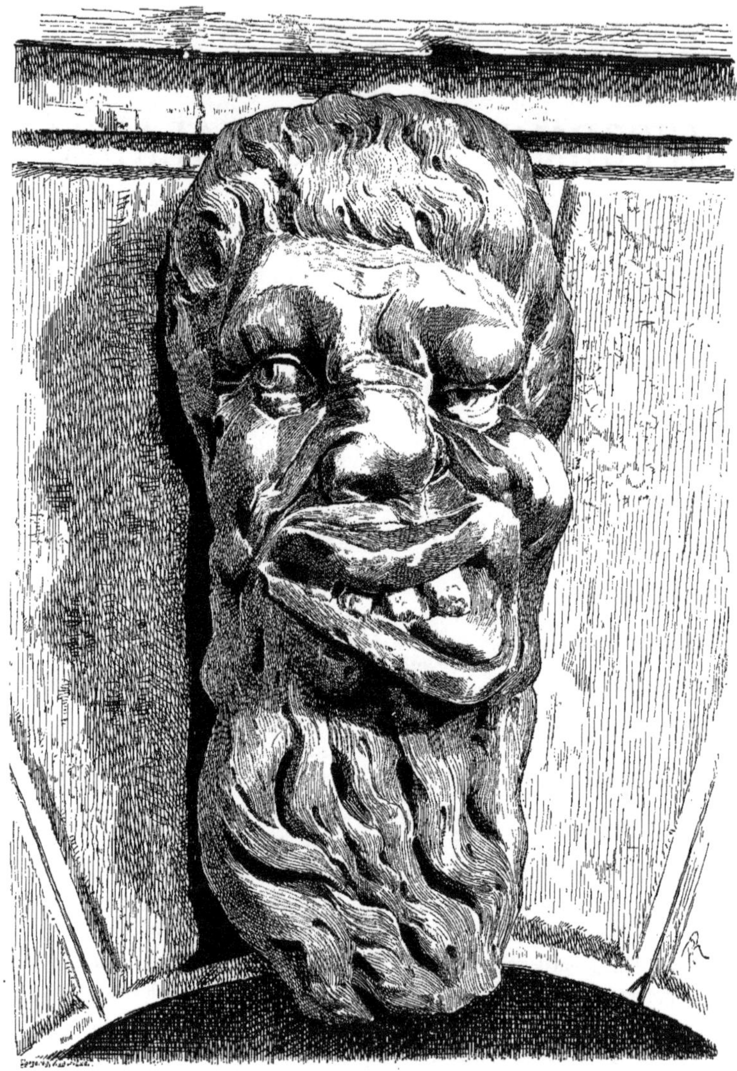

MASCARON GROTESQUE

DE L'ÉGLISE SANTA MARIA FORMOSA, A VENISE.

est une mine d'une richesse inépuisable où se mêlent le beau et le laid, l'harmonieux et le difforme avec les degrés intermédiaires. L'artiste de Santa Maria Formosa, en quête d'un type grotesque, nous paraît l'avoir rencontré sur son chemin, vu de ses yeux, saisi au passage et reproduit avec une fidélité qui nous permet aujourd'hui d'y retrouver les marques d'une déformation pathologique, d'une affection nerveuse nettement définie et dont nous avons eu récemment sous nos yeux, à la Salpêtrière, des exemples fort intéressants.

Il s'agit d'un spasme de la face d'une nature spéciale, coexistant souvent chez les sujets hystériques mâles ou femelles avec une hémiparalysie des membres et présentant des caractères si tranchés qu'il est impossible de le confondre avec une autre affection spasmodique faciale.

Avec des traits d'une laideur moindre, nous retrouvons chez nos malades atteints de cet « hémispasme glosso-labié » dont nous venons de donner une description sommaire, une déformation en tous points semblable à celle du mascaron de Santa Maria Formosa. En examinant les portraits de deux de nos malades inégalement atteints et que nous reproduisons ici, des deux côtés nous constatons que le spasme est localisé à une moitié de la face. Il envahit l'œil qui se trouve clos en partie ou complètement, ainsi que le nez fortement dévié et dont la narine du même côté est tirée par en haut. Il envahit également la partie inférieure du visage; et la commissure labiale ainsi que le menton se trouvent violemment tirés sur le côté. Enfin la langue sortie de la bouche est déviée, la pointe dirigée du côté où le spasme existe et avec une exagération qui constitue par elle-même un des traits les plus caractéristiques de l'affection.

Sans avoir à nous étendre ici sur ce que la réunion de ces différents signes présente de caractéristique pour spécifier une affection et la différencier d'autres plus ou moins analogues, il nous semble impossible d'attribuer au hasard seul les similitudes sur lesquelles nous venons d'insister.

Non seulement l'artiste vénitien ne s'est pas abandonné aux caprices de son imagination, mais il a en quelque sorte rompu avec la tradition du grotesque, pour imprimer à son œuvre ce caractère de réalité saisissante. Cette face large, hideuse, aux traits grossiers, nez camard, bouche lippue, qui se retrouve fréquemment dans l'ornementation grotesque du moyen âge, descend en ligne droite de la Gorgone des Grecs, et du dieu Bes des Égyptiens. La saillie de la langue vient compléter la ressemblance, mais alors, comme dans ces types antiques, elle pend large et droite, nullement tirée de côté.

C'est ainsi qu'on voit un des diables des tours de Notre-Dame de Paris tirer une langue droite et pointue. Un des diables fantastiques de la cathédrale de Bourges (bas-relief du tympan de la porte centrale, façade occidentale) qui conduisent les damnés dans l'éternelle chaudière, laisse pendre hors de sa bouche une grosse langue. Des monstres de chapiteaux romans, figurés dans l'*Abécédaire d'archéologie* de A. de Caumont, tirent également la langue toute droite. C'est aussi ce qu'on peut voir sur un des mascarons du

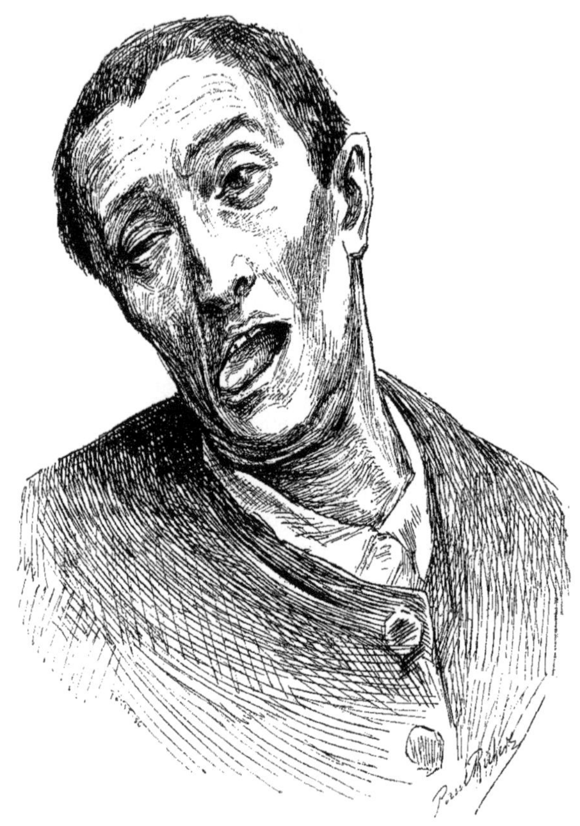

HÉMISPASME GLOSSO-LABIÉ HYSTÉRIQUE A DROITE
CHEZ UN MALADE DE LA SALPÊTRIÈRE.

Pont-Neuf conservés au musée de Cluny, à Paris, et sur une large face aux cheveux bouclés qui orne un chapiteau de l'église de Semur.

Au moyen âge, cette protrusion de la langue devient un signe de moquerie, ou bien, comme on le voit sur quelques sculptures du xve siècle de Magdalen College, à Oxford, c'est le symbole de la luxure et de la gourmandise.

Une tête de femme des boiseries sculptées (XVe siècle) de l'église de Saint-Mullion en

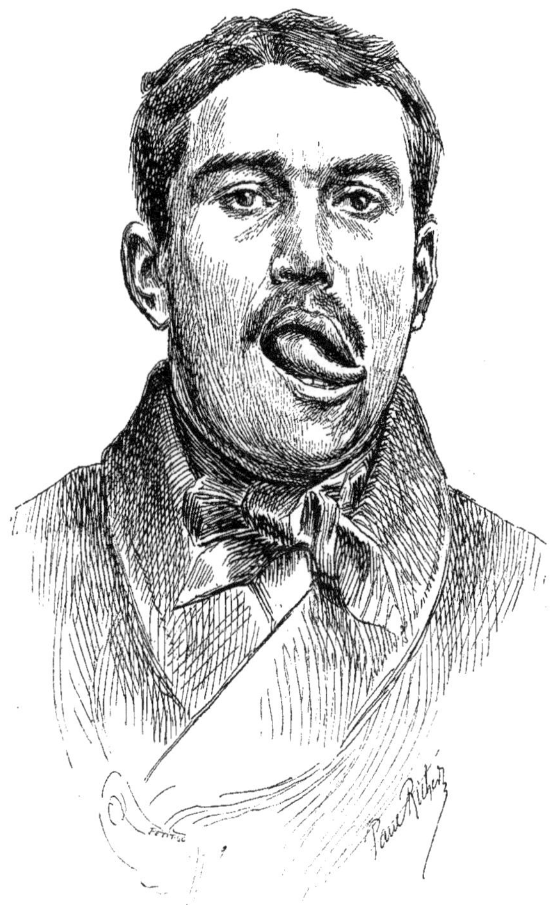

MALADE ATTEINT D'HÉMISPASME GLOSSO-LABIÉ HYSTÉRIQUE DU COTÉ GAUCHE.

(Le spasme est moins généralisé que chez le malade précédent.)

Cornouailles, tire tout droit une langue effilée, dont la pointe se relève en haut. Elle est désignéc généralement comme représentant une grimace. Nous ne serions pas éloignés d'y voir la représentation d'une tête de possédée. On peut remarquer, en effet, qu'en outre de cette manière bien spéciale de tirer la langue, la face est complètement tournée de côté comme dans une convulsion.

C'est ici le lieu de rappeler le masque de la pierre de Klapperstein, à l'hôtel de ville de Mulhouse. La langue est hors de la bouche et pend droite.

Nous connaissons bien peu de figures grotesques dans lesquelles la langue soit tirée

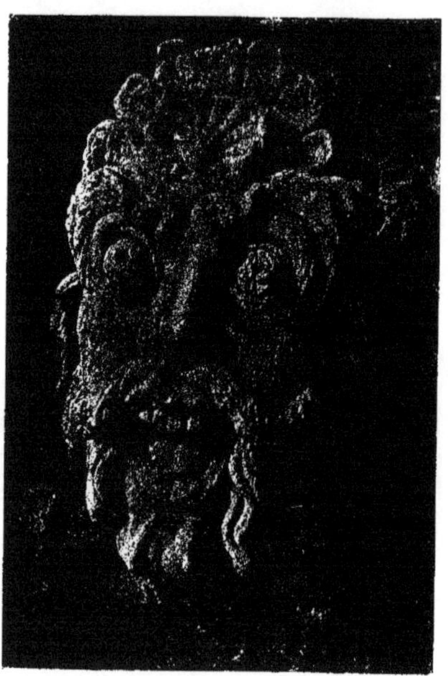

MASCARON DU PONT NEUF.

Musée de Cluny.

de côté. On peut en trouver un spécimen dans un groupe de trois figures empruntées à l'une des stalles sculptées de l'église de Statford-sur-Avon. Mais il est clair qu'il ne s'agit ici que d'une simple grimace. Toute la figure porte les signes exagérés du rire et ne présente en aucune façon ce cortège de symptômes si spécial, qui fait du mascaron de Santa Maria Formosa une œuvre naturaliste au premier chef. Nous en dirons autant des têtes grotesques qui ornent la façade de l'ancienne église Saint-André, à Chartres, et parmi lesquelles trois tirent la langue chacune d'une façon différente.

L'une la tire droite et pendante, comme c'est le cas ordinaire, l'autre l'incline du côté gauche, enfin la troisième la relève en haut de façon que la pointe touche le nez.

Nous rapprocherons du mascaron de Santa Maria Formosa, un masque en terre cuite qui présente une déformation analogue des traits, moins la saillie de la langue. Ce masque qui provient de la collection Campana se trouve actuellement dans une des vitrines de milieu du musée Charles X (pièce non numérotée).

Tout le côté gauche de la figure est contracté, l'œil est fermé, la narine fortement

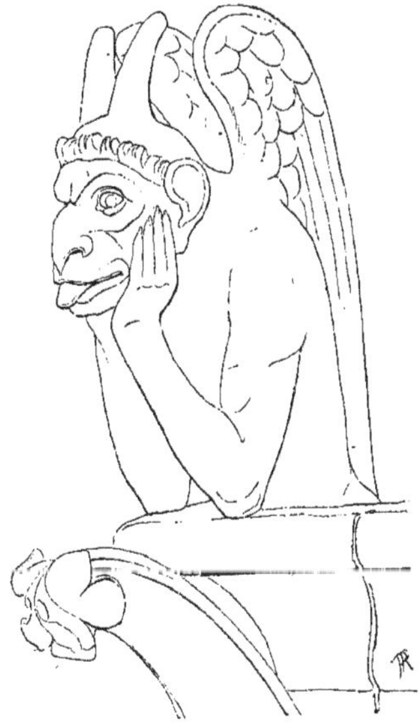

DIABLE DES TOURS DE NOTRE-DAME DE PARIS.

relevée, le nez tors et la commissure labiale relevée et entraînée du même côté. La joue gauche est plissée, sillonnée de rides. Par contre, l'œil droit est grand ouvert, saillant, et tout ce même côté de la face contraste par le calme des traits et l'absence de rides avec le spasme qui bouleverse tout le côté gauche.

Une petite tête en terre cuite trouvée à Myrina offre une difformité semblable. Le catalogue de MM. Pottier et J. Reinach la décrit ainsi sous le n° 777 : « tête longue, étroite, le sourcil gauche relevé, la bouche est ouverte et de travers, expression de souffrance. » Nous ajouterons que du côté de la déviation de la bouche, la narine est relevée, le nez tordu, la joue ridée, l'œil fermé ; ceci a lieu à droite, pendant que tout le côté gauche garde une impassibilité complète. Cette tête est celle d'un vieillard, et son expression est d'une réalité saisissante. Elle offre l'image, ainsi que la tête précédente, d'une affection nerveuse, plus difficile à définir nettement que celle du mascaron grotesque de Venise, parce que l'absence de la saillie de la langue enlève un signe d'une importance décisive; le diagnostic peut hésiter : le sujet est atteint ou d'hémispasme à droite ou d'hémiparalysie à gauche. On comprend que la seule inspection soit insuffisante pour trancher la question entre deux affections qui donnent lieu à une déformation des traits analogue et dont le diagnostic dans la pratique n'est pas sans présenter quelque difficulté. L'aspect lisse et exempt de rides du côté de la face qui n'est pas contracté, plai-

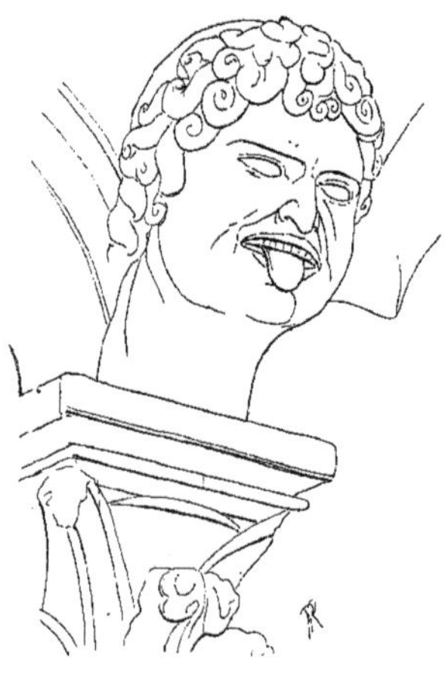

TÊTE GROTESQUE.

Église de Semur.

derait plutôt en faveur de l'hypothèse d'une paralysie faciale localisée à ce même côté. Quoi qu'il en soit, il y a dans l'expressionde ces petites têtes un accent de vérité qui ne saurait tromper. A notre avis, ce n'est pas là une simple grimace, et nous sommes disposés à voir dans ces deux petites terres cuites la manifestation d'une déformation pathologique prise sur nature et reproduite par l'artiste avec un rare bonheur.

Nous avons également trouvé un rictus analogue dans une petite figurine du musée de Lausanne, et dont nous avons vu le moulage dans le cabinet de M. Charles Ravaisson-Mollien au Louvre. Mais l'ensemble des signes sur lesquels nous avons insisté à propos des figures précédentes n'existe pas. D'ailleurs, dans cette dernière tête l'expression caricaturale est bien plus accentuée; elle offre des traits que nous retrouvons sur un grand nombre de têtes grotesques, et dont le numéro 769 de la collection de Myrina offre le plus typique exemple. « Figure imberbe, dit le catalogue, crâne chauve et pointu, nez démesurément long et busqué, bouche largement fendue et ouverte, montrant toutes ses dents, larges oreilles écartées de la tête, sourcils relevés, menton fuyant. » Ce type caricatural est fort répandu dans les terres cuites d'Asie Mineure, les fouilles de Tarse et de Myrina en ont découvert de nombreux spécimens. Nous n'en aurions pas parlé ici, si les artistes ne s'étaient plu à associer à ces traits grotesques d'une exagération manifeste, les déformations crâniennes les plus variées, front fuyant, crâne allongé, comme étiré en différents sens, diminué de volume, bossué, etc... comme les imbéciles, les idiots et les crétins nous en offrent de si nombreux exemples.

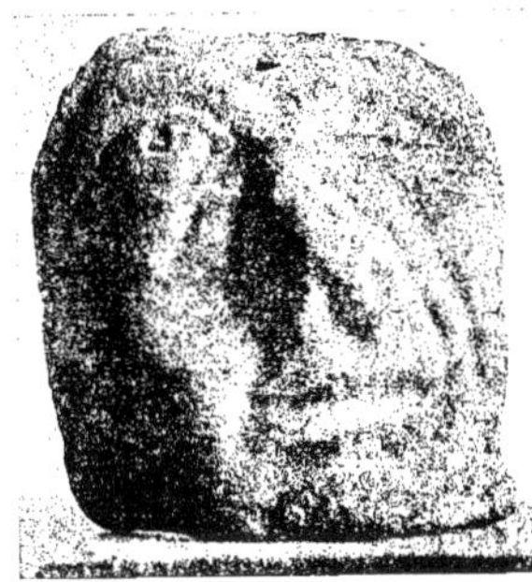

MASQUE EN TERRE CUITE.

Musée du Louvre. Collection Campana[1].

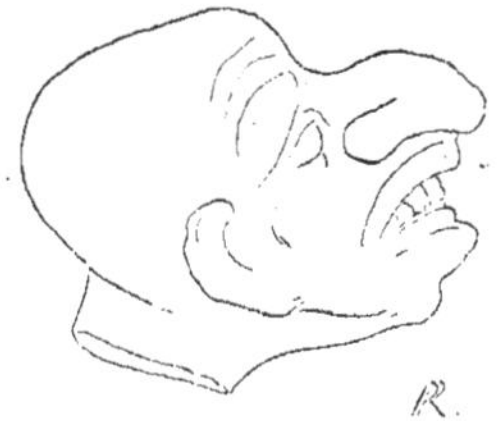

TÊTE GROTESQUE.

Terre cuite de Myrina n° 709. Musée du Louvre.

Encore cette fois, c'est dans le triste champ des infirmités humaines, que la caricature est allée chercher ses éléments et ses moyens de provoquer le rire.

De semblables têtes sont parfois placées sur des torses difformes de rachitiques[2]. Le grotesque drapé (n° 817), doué de jambes très maigres, est vêtu d'une tunique à manches courtes et dont les plis retombent sur sa poitrine bombée comme celle d'un bossu.

C'est évidemment de ce type caricatural que dérive le maccus des Atellanes, l'ancêtre du Polichinelle napolitain, du *Pulcinella*.

L'antiquité avait l'habitude de ridiculiser les esclaves, ce sont eux qui composent la foule des grotesques. L'artiste s'est souvent contenté de copier leurs traits servilement et a produit ainsi de véritables types ethniques.

1. Cette figure et les suivantes qui représentent des statuettes du musée du Louvre ont été faites d'après des photographies dues à l'habile concours de M. A. Londe et prises sur les originaux mêmes que MM. les conservateurs, M. Heuzey, M. Pierret, M. Ch. Ravaisson-Mollien et M. Saglio ont fort gracieusement mis à notre disposition.

2. Ainsi que c'est le cas pour la terre cuite portant le n° 705 de la collection de Myrina.

A. de Longperrier retrouve dans un buste en bronze du musée du Louvre le type de la race rouge du nouveau monde. « On a peut-être là, dit-il, l'image de quelque Guanche ou de quelque Caraïbe des îles de l'océan Atlantique [1]. »

Mais le type le plus fréquemment reproduit est celui de l'Ethiopien. Les terres cuites de Grèce et d'Asie Mineure en offrent de nombreux exemples, d'une vérité si parfaite qu'il semble qu'on ait sous les yeux le portrait de quelque chef abyssin de nos jours.

C'est ainsi que la nature elle-même a souvent fourni à l'art caricatural ses types les

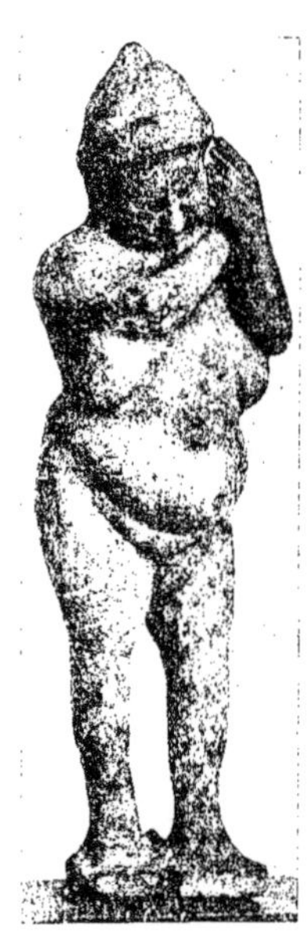

FEMME OBÈSE.

Terre cuite de Tanagre. Musée du Louvre.

plus achevés. Il conviendrait de citer ici tous les grotesques, depuis le dieu Bes égyptien jusqu'aux figurines du genre familier, que les anciens ont doté des formes du nain. Mais nous nous réservons d'en parler au chapitre suivant.

Ce serait sortir des limites de la présente étude, que de rappeler ces types de caricature si remarquables dont il existe de nombreux spécimens parmi les figurines que nous a laissées l'art des coroplastes grecs. Ces vieilles femmes grotesques et ventrues tantôt

1. *Notice des bronzes antiques exposés au musée du Louvre*, réimpression 1879, p. 143.

voilées, souvent d'une nudité indécente, qui minaudent avec de faux airs de Vénus pudiques, ces philosophes prétentieux, ces pédagogues ridicules, ces pêcheurs à la ligne si amusants, tout entiers à leur capture, et bien d'autres... sont autant de petits chefs-d'œuvre où éclatent les qualités de délicate observation, de fine ironie, de moquerie spirituelle du génie attique. Mais la difformité n'y tient point une place prépondérante et nous n'avons pas à nous y arrêter. Néanmoins nous dirons un mot de deux de ces petites statuettes dont le grotesque nous paraît surtout résulter de la copie spirituelle autant qu'exacte d'une difformité naturelle.

La première figurine fait partie de la collection des terres cuites de Tanagre. Elle représente une vieille femme obèse, complètement nue. Elle est debout, avec un geste de pruderie grotesque. Les gras et les maigres ont de tout temps exercé la verve des caricaturistes ; mais nous ne pensons pas que l'obésité ait jamais été reproduite avec plus de réalisme. Néanmoins l'attitude est en même temps d'un comique si fin qu'on retrouve là dans tout son éclat cette alliance, qui fit le grand art grec, de l'amour servile et scrupuleux de la forme avec l'idée qui conduisait le ciseau [1].

Dans l'autre spécimen dont nous voulons parler, la difformité l'emporte sur l'idée. C'est une petite figurine de la fabrique grecque de Kittion, dans l'île de Chypre : une vieille femme grotesque, d'une nudité inconvenante, bossue, accroupie en boule, tenant un canthare des deux mains. M. Heuzey en a donné une reproduction dans ses *Figurines du Louvre* [2]. Sa bosse a une forme spéciale qui nous semble bien prise sur nature. Elle est anguleuse, comme il arrive dans les déviations de la colonne vertébrale, consécutives au « mal de Pott ».

Nous passerons sur quelques statuettes de la basse Egypte, époque alexandrine, également conservées au musée du Louvre, où la difformité due à l'obésité se joint à des gestes indécents et à des poses lubriques.

1. Nous pouvons opposer à ce type de gras un torse en terre cuite de Tarse que M. Heuzey nous a montré dans son cabinet du Louvre, et qui est un exemple de maigre fort réussi. Les os et les muscles émaciés se dessinent sous la peau avec une grande vérité anatomique. Ce curieux spécimen démontre que les anciens avaient su reproduire avec un égal style l'extrême maigreur et l'extrême obésité.

2. *Les Figurines antiques de terre cuite du musée du Louvre*, par Léon Heuzey, avec planches gravées par Achille Jacquet, in-4°, Paris.

LES NAINS, LES BOUFFONS, LES IDIOTS, ETC.

Cet amour du grotesque et du difforme se manifeste d'une façon évidente dans l'antique coutume des nains et des bouffons officiellement attachés aux cours royales ou aux maisons des grands seigneurs. « Le suprême pouvoir, dit Th. Gautier, a toujours aimé cette antithèse de la suprême abjection. Un fou contrefait jouant avec les grelots de sa marotte sur les marches du trône est un contraste dont les rois du moyen âge ne se faisaient pas faute. » Et ce n'est pas seulement au moyen âge que nous retrouvons cet usage, c'est à toutes les époques et dans tous les pays, depuis les temps les plus reculés des anciennes monarchies égyptiennes jusqu'aux temps modernes.

Le peuple lui-même a eu ses nains, et la foule a toujours couru aux exhibitions de ce genre dans les fêtes publiques, les foires, les théâtres. Elle n'a cessé par son empressement d'encourager l'exploitation de ces malheureux qui a été de tous les temps.

Les nombreux documents que les historiens ont pu rassembler sur ces disgraciés de la nature, constituent l'histoire la plus curieuse et la plus intéressante, mais ce qui nous touche ici plus particulièrement, c'est la trace que cet engouement a laissée dans les arts.

Ces représentations artistiques, dont un grand nombre sont signées des noms les plus célèbres, viennent à l'appui des documents écrits, et permettent de ranger ces êtres phénomènes à leur véritable place en les faisant entrer dans le cadre de la pathologie.

Ce n'est pas ici le lieu d'exposer en détail les signes qui permettent d'établir, en ces questions, une nosographie méthodique. Il suffira de dire que ces êtres singuliers que l'on a distingués sous le nom de nains, de fous ou de bouffons — autant de catégories qui souvent se confondent — n'appartiennent pas à une seule espèce morbide. Le docteur Paul Moreau, de Tours[1] y distingue plusieurs affections dont la part est variable suivant les sujets. Il cite en première ligne le rachitisme, puis la scrofule, l'imbécillité et le crétinisme. Nous y ajouterons une affection récemment décrite en France sous le nom de cachexie pachydermique et, en Angleterre, sous le nom de myxœdème. Il nous faut citer aussi la malformation achondroplasique décrite par le professeur Parrot.

Nous ne parlons pas ici des peuplades de petite taille dont l'existence au centre de l'Afrique a été parfaitement démontrée par les explorateurs modernes. Les anciens les avaient entrevues, et de là vraisemblablement est née la fable des Pygmées.

Existe-t-il de véritables nains? Pour mériter cette qualification « il faut, dit le doc-

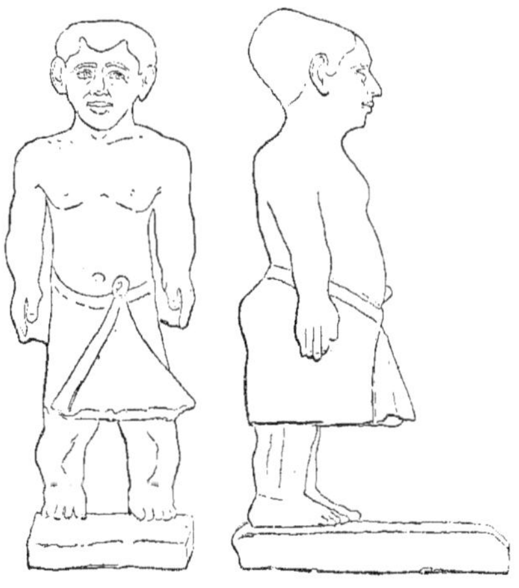

STATUE DU NAIN KHNOUMHOTPOU, FACE ET PROFIL.

Musée de Boulaq.

teur Martin, que le sujet présente dans toutes ses parties de justes proportions, de telle sorte que si son corps a été arrêté dans son développement par une cause qui échappe à la vue et dont un examen attentif est incapable de rendre compte, il n'ait éprouvé cependant aucune altération ni dans la vigueur ni dans les facultés intellectuelles et morales, ni dans la santé, ni dans la vie, ni surtout dans les aptitudes génératrices[2]. »

On en cite plusieurs exemples d'ailleurs discutables, et l'on se heurte toujours à quelques défectuosités parmi lesquelles l'impuissance tient le premier rang. Un des

1. *Fous et Bouffons*, par le Dr P. Moreau, de Tours, 1885.
2. *Les Monstres depuis l'antiquité jusqu'à nos jours*, par le Dr E. Martin, 1880.

exemples les plus fameux du nain accompli, et peut-être le seul, est celui d'un gentilhomme polonais nommé Borwilasky, dont parle Diderot, et qui était un homme parfait en miniature. Le célèbre *Bébé*, nain du roi de Pologne, dont il existe au musée Orfila de l'École de médecine une statuette en cire, était loin de présenter les conditions requises du nain parfait, ainsi que le prouve son squelette conservé au Muséum. Quoi qu'il en soit il faut reconnaître qu'au point de vue plastique, un certain nombre de nains paraissent avoir présenté des proportions à peu près régulières, sans difformités saillantes.

Néanmoins, le volume relativement considérable de la tête semble être un caractère constant. Sans entrer dans une discussion qui nous entraînerait trop loin, nous ferons

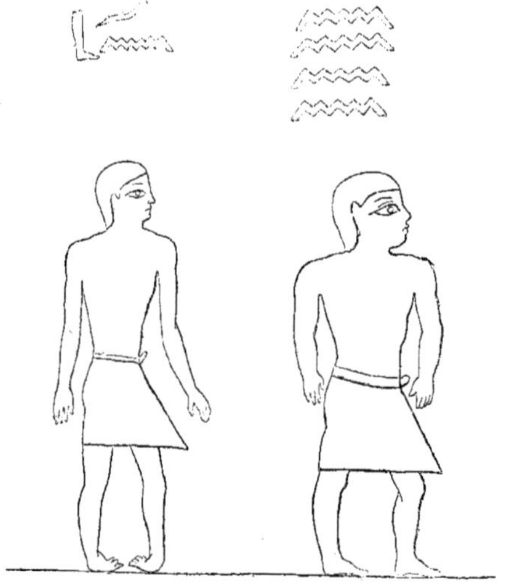

DEUX NAINS ÉGYPTIENS.

D'après *les Monuments de l'Égypte et de la Nubie*, par Hipp. Rossellini.

remarquer que ces petites miniatures ont été la grande exception, et, dans la plupart des œuvres que les artistes nous ont laissées, nous sommes bien loin de cette perfection que Loret, en 1653, a chantée dans sa *Gazette rimée* :

« Une mignonne incomparable
Qui passait pour choze admirable
. . . .
Et ne pezait qu'un louis d'or ».

En examinant donc quelques-unes des œuvres les plus remarquables qui représentent des nains ou des bouffons, nous trouverons maintes fois l'occasion de relever les traits naturalistes par lesquels l'artiste a souligné son œuvre.

La plus ancienne école d'Égypte, l'école memphite, nous a laissé parmi plusieurs chefs-d'œuvre une statue qu'il convient de placer ici en première ligne, c'est celle du nain Khnoumhotpou, aujourd'hui au musée de Boulaq. On sait que ces antiques spécimens de l'art de la statuaire ont été trouvés dans les nécropoles, et qu'ils représentaient l'image aussi parfaite que possible du défunt, conformément aux croyances et aux pratiques religieuses. Cette obligation de rechercher la réalité et de serrer de près la nature a été pour l'art de cette époque une de ses plus puissantes conditions de succès, et l'examen d'un certain nombre de statues, parmi lesquelles on cite le plus ordinairement le « Scribe accroupi » du musée du Louvre « Khafri », le « Sheikh-el-beled et sa femme », le « Scribe agenouillé » du musée de Boulaq, prouve que plusieurs parmi ces artistes de l'ancien empire ont été d'admirables portraitistes. A ce point de vue, le nain Khnoumhotpou ne le cède en rien aux œuvres que nous venons de citer. Si le défunt avait été porteur d'une difformité quelconque, il fallait bien suivant la tradition religieuse que son effigie destinée à habiter la sépulture représentât fort scrupuleusement la même difformité. « On donnait, dit M. Maspero, à la statue d'un nain toutes les laideurs du corps du nain... Si l'on avait mis dans la tombe une statue régulière, « le double », habitué pendant la vie terrestre à la difformité de ses membres, n'aurait pu s'appuyer

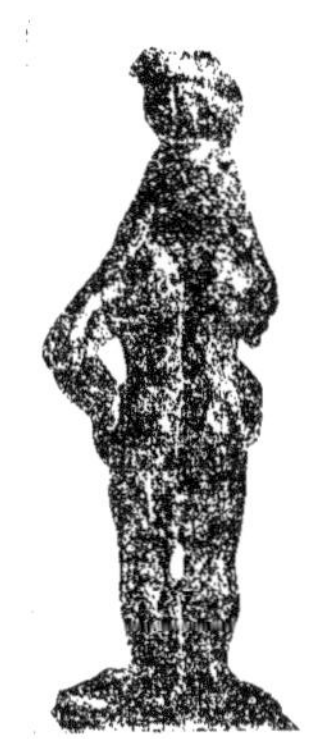
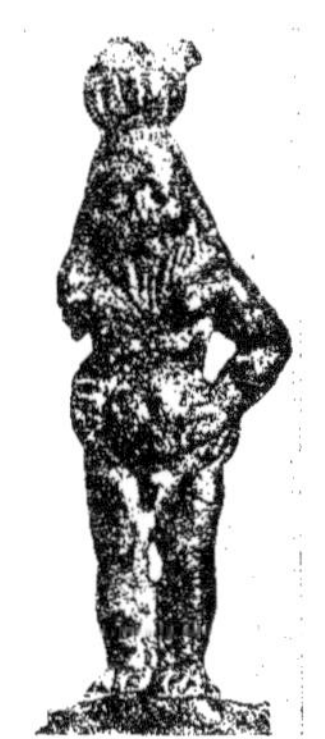

LE DIEU BÈS. TYPE HERCULÉEN.

Figurine en bronze. Musée du Louvre.

sur ce corps redressé et n'aurait pas été dans les conditions nécessaires pour bien vivre désormais[1]. »

Qu'il faille l'appeler, comme le voulait Mariette, *un cuisinier* ou, comme le propose M. Maspero, un *chef des parfums*, ou un *maître de la garde-robe*, Khnoumhotpou dut être un personnage. Il avait à Sakkarah une des belles tombes de la nécropole. M. Maspero décrit ainsi sa statue.

« Le nain a la tête grosse, allongée, cantonnée de deux vastes oreilles. La figure est niaise, l'œil ouvert étroitement et retroussé vers les tempes, la bouche mal fendue. La poitrine est robuste et bien développée, mais le torse n'est pas en proportion avec le reste

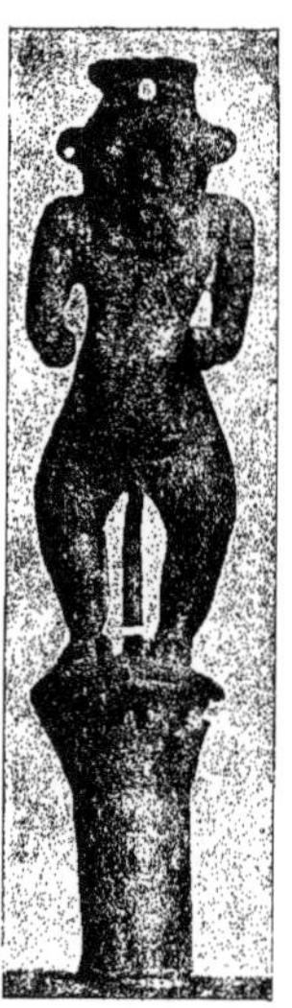

LE DIEU BES,
COURBURE RACHITIQUE DES MEMBRES INFÉRIEURS.
Figurine en bronze. Musée du Louvre.

du corps. L'artiste a eu beau s'ingénier à en voiler la partie inférieure sous une belle jupe blanche, on sent qu'il est trop long pour les bras et pour les jambes. Le ventre se projette en pointe et les hanches se retirent pour faire contrepoids au ventre. Les cuisses n'existent guère qu'à l'état rudimentaire; et l'individu entier, porté qu'il est sur des petits pieds contrefaits, semble être hors d'aplomb et prêt à tomber la face contre terre[2]. »

1. C. Maspero, *l'Archéologie égyptienne*, page 205.
3. Maspero, *loc. cit.*, page 213.

Nous ajouterons deux traits à ce tableau. Le profil met parfaitement en relief l'ensellure et la saillie des fesses, caractère sur lequel insistait le professeur Parrot à propos

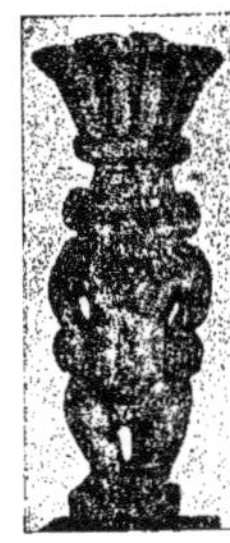

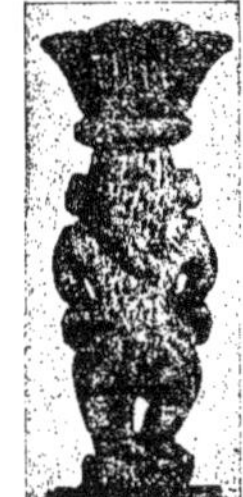

LE DIEU BES, TYPE DU NAIN.

Figurine en terre vernissée. Musée du Louvre.

d'une naine qu'il présentait à la Société d'anthropologie. Vues de face les jambes sont incurvées en dedans offrant ainsi la courbure caractéristique des os atteints de rachitisme.

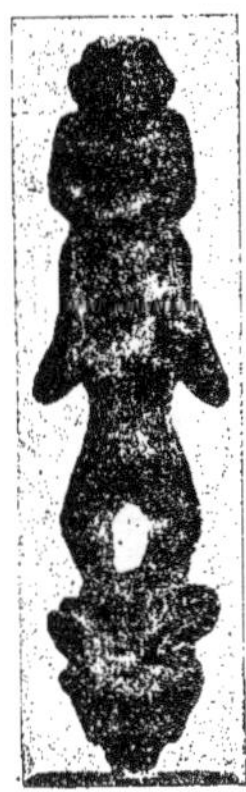

LE DIEU BES MONTÉ SUR LES ÉPAULES DE LA DÉESSE SA MÈRE.

Bronze. Musée du Louvre.

Au même musée de Boulaq, il existe un autre nain sculpté en bas-relief et qui pourrait être considéré, d'après M. de Quatrefages[1], comme se rapportant aux peuples nains dont

1. *Journal des savants*, février 1881, p. 105.

les explorations modernes ont démontré l'existence au centre de l'Afrique, les Obongos et les Akkas. Ce sont ces derniers que les Égyptiens auraient connus sous le nom qu'ils

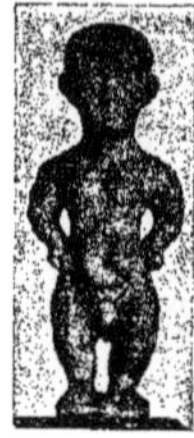

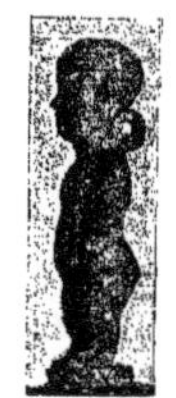

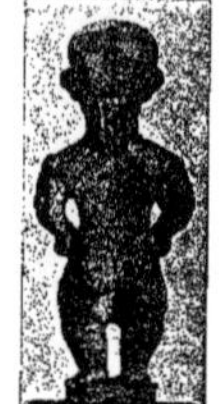

LE DIEU PHTAH.

Figurine en terre vernissée. Musée du Louvre.

portent encore et que Mariette-Bey a lu à côté du bas-relief dont il vient d'être question.

Ce nain, ou plutôt cette naine, est ainsi décrite par Mariette. Le bas-relief représente la

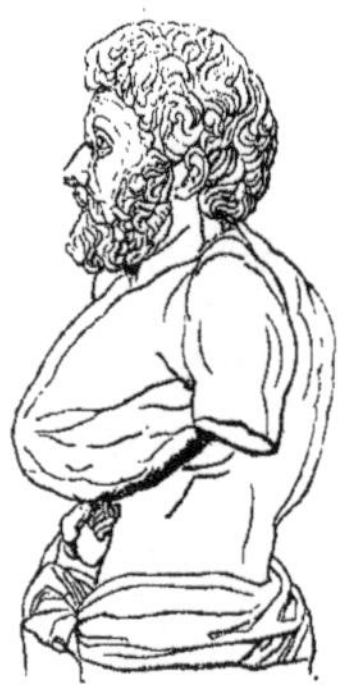

ÉSOPE.

Buste en marbre. Villa d'Albani.

mission envoyée par la reine Hatason sœur de Thoutmès (XVIIIe dyn.) dans le pays des Somali, lequel s'appelait à ce moment le pays de Poun.

« Derrière lui (le roi de Poun), dit Mariette, se trouve sa femme. Celle-ci a la chevelure soigneusement peignée et ramenée en queue épaisse par derrière. Un collier formé de gros disques enfilés orne son cou. Elle a une grande chemise jaune sans manches. Quant à ses traits ils sont assez réguliers quoiqu'un peu virils, mais tout le reste de sa personne est repoussant. Ses bras, sa poitrine, ses jambes sont comme chargés de chairs ramollies ; le bassin se projette en arrière et accuse une difformité que l'artiste égyptien a rendue avec une naïveté surprenante. »

Faut-il voir là l'ensellure et la proéminence des fesses signalées par Parrot chez

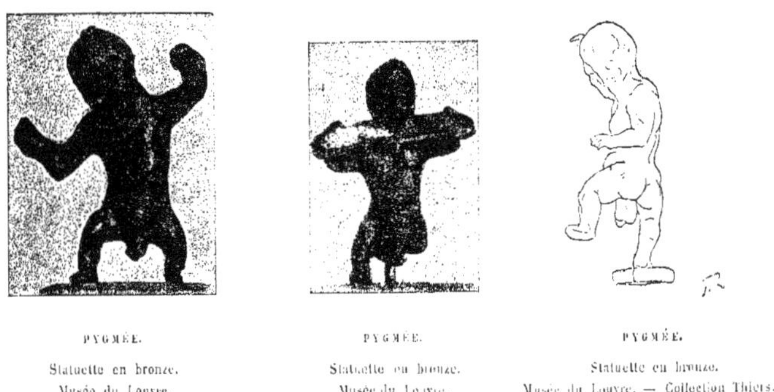

PYGMÉE.
Statuette en bronze.
Musée du Louvre.

PYGMÉE.
Statuette en bronze.
Musée du Louvre.

PYGMÉE.
Statuette en bronze.
Musée du Louvre. — Collection Thiers.

certains nains ainsi que nous l'avons dit plus haut. Ou bien, comme le pense M. Bordier,

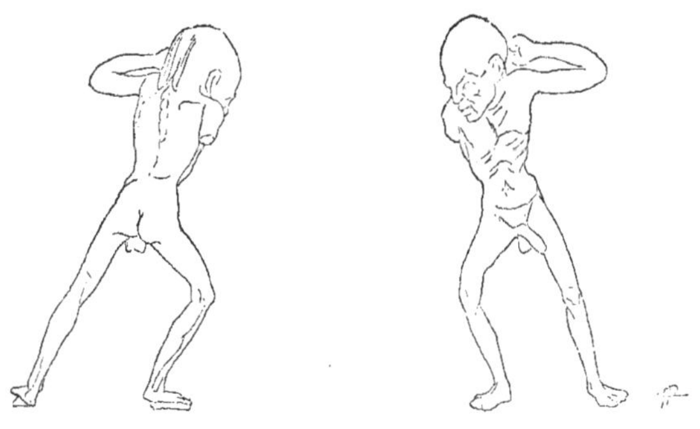

PYGMÉE.
Statuette en bronze. Musée du Louvre. Collection Thiers.

ne s'agirait-il pas ici de la représentation du type des Boschimans avec l'ensellure et la stéatopygie caractéristiques?

Broca fait une remarque qui ruine cette dernière hypothèse. Il fait observer que l'humérus paraît plus court que les radius. Or ce fait ne se rencontre dans aucune race, moins chez les Boschimans que chez aucune autre.

C'est donc bien d'une naine qu'il s'agit ici.

Ces deux figures de nains ne sont pas les seuls spécimens de ce genre que nous offre l'art égyptien. M. Maspéro insiste sur l'affection que les pharaons et les princes de leur cour avaient pour ces êtres difformes.

« Leur maison, dit-il, n'aurait pas été complète s'ils n'y avaient pas attaché un ou plusieurs nains d'aspect plus ou moins grotesque.

« Ti en avait qu'il a fait peindre avec lui dans son tombeau. Le pauvre hère tient dans sa main droite une sorte de grand sceptre en bois, terminé en forme de main humaine, et conduit en laisse un lévrier presque aussi haut que lui. Ailleurs le nain est représenté accroupi sur un tabouret, auprès du maître, à côté du singe ou du chien préféré. Les tableaux de Beni-Hassan nous en ont fait connaître deux qui étaient attachés à la per-

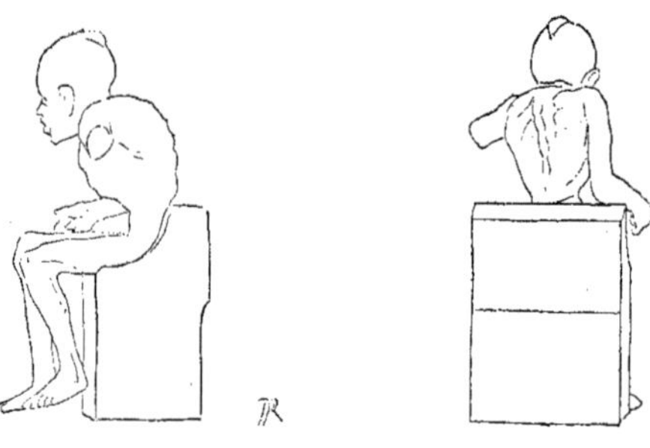

PYGMÉE.

Statuette en bronze. Musée du Louvre, collection Thiers.

sonne du prince Minieh; l'un deux est assez bien proportionné dans sa petitesse, mais l'autre joint à l'exiguité de la taille l'avantage d'être pied bot. »

La figure que nous donnons d'après l'ouvrage de H. Rosellini montre que les pieds-bots de ce temps-là ne différaient point de ce qu'ils sont aujourd'hui. Elle prouve en même temps que les Egyptiens, qu'on s'imagine trop aisément esclaves d'une formule, savaient au besoin voir la nature et la copier au point d'en reproduire très exactement jusqu'aux difformités.

Ce n'est pas tout, ce type de nain rachitique, les Égyptiens l'ont divinisé. Ils l'ont fait entrer dans leur Ciel qui contient au moins deux nains dont le rôle était important, le dieu Bes qui présidait aux armes et à la toilette et le dieu Phtah.

On peut voir au musée des antiquités égyptiennes, au Louvre, de nombreuses figures du dieu Bes. Il est représenté avec des attributs différents suivant les deux principaux rôles qu'il remplissait, mais son aspect monstrueux ne varie guère. La tête énorme montre de gros yeux à fleur de tête, une face élargie, un nez camard, une bouche lippue et agrandie, d'où pend une grosse langue, enfin une large barbe aux enroulements symétriques et des oreilles velues. Il est souvent coiffé d'une sorte de chapiteau carré ou d'un panache de longues plumes.

Cependant on peut remarquer plusieurs variétés dans la morphologie du corps qui supporte cette tête grotesque et hideuse. Il est parfois modelé comme celui d'un homme petit, trapu et dont les muscles extrêmement développés rappellent ceux du type herculéen; mais, à part le volume disproportionné de la tête, la conformation est assez

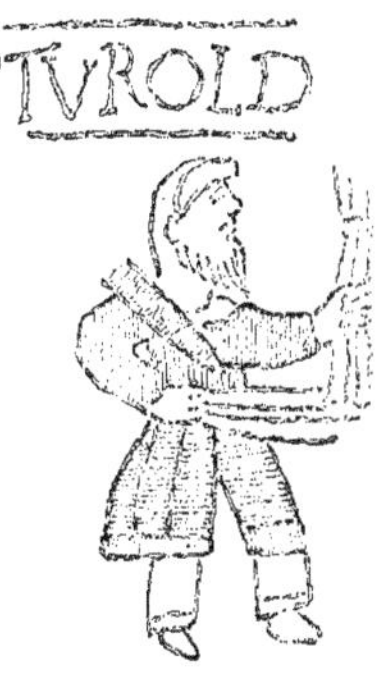

NAIN TUROLD.

Tapisserie de la reine Mathilde, Bayeux

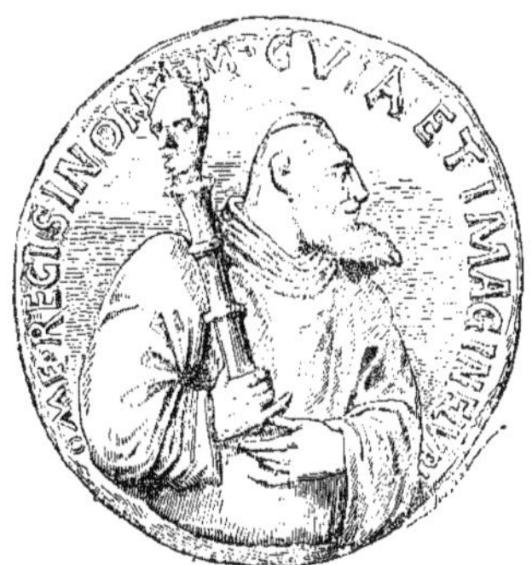

TRIBOULET.

Médaille de Francesco Laurana.

régulière. D'autres fois le type du nain est plus accusé, les proportions diminuent en hauteur, pendant qu'elles augmentent dans le sens de la largeur. Les membres sont courts, les fesses sont saillantes, les cuisses élargies sont d'une brièveté telle que les fesses touchent presque aux mollets. Enfin sur un certain nombre de statuettes la difformité s'accentue encore et les jambes courtes sont en même temps incurvées, présentant les caractères de la courbure rachitique des membres inférieurs.

Nous rappellerons ici plusieurs statuettes dans lesquelles le dieu Bes est associé à une déesse également monstrueuse, et que l'on s'accorde à reconnaître comme sa mère. Il s'agit d'abord d'un petit groupe de terre vernissé blanc trouvé à Chypre, reproduit par M. Heuzey dans son atlas[1] et ainsi décrit dans son catalogue[2].

« Il représente le divin pygmée sous sa figure la plus hideuse à la fois et la plus em-

1. *Figurines antiques de terre cuite*, etc., déjà cité.
2. *Catalogue des Figurines antiques de terre cuite du musée du Louvre*, par Léon Heuzey, 1882, p. 80.

panachée, porté, ou pour mieux dire, affourché sur les épaules d'une femme qui le tient par les deux pieds. Cette déesse, dont les proportions larges et courtes, la nudité cho-

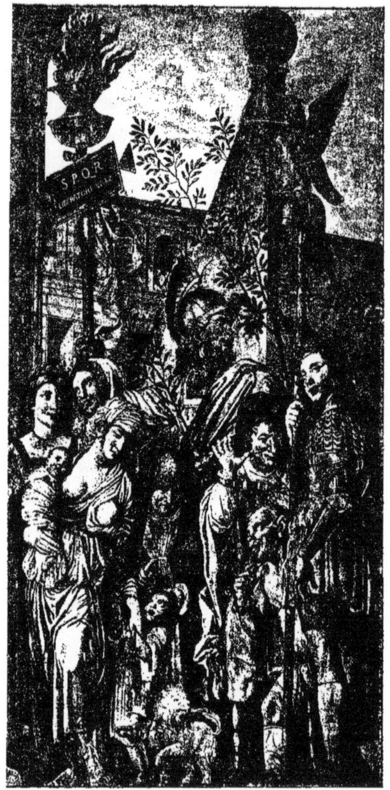

FRAGMENT DU TRIOMPHE DE JULES CÉSAR PAR MANTEGNA.

Hampton-Court.

quante, indiquent évidemment un être de la même famille de dieux grotesques, n'appartient pas au panthéon égyptien et se rapproche plutôt des déités féminines que l'on rencontre en Babylonie. Les deux figures superposées sont portées par un petit chapiteau en forme de fleur de lotus. »

Nous ajouterons à cette description un détail plein d'intérêt pour nous. Les jambes

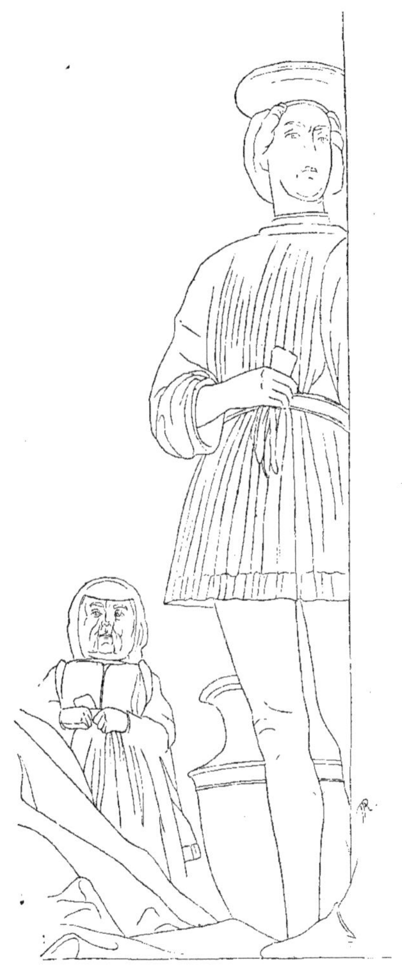

FRAGMENT DU PORTRAIT DE BARBE DE BRANDEBOURG PAR MANTEGNA.

Mantoue.

écourtées de la mère ont subi l'incurvation rachitique que nous signalions tout à l'heure chez le fils.

C'est là un lien de plus entre ces deux êtres et comme la formule antique de la grande loi de l'hérédité dans les maladies constitutionnelles.

Il existe au musée du Louvre, parmi les antiquités égyptiennes, un petit bronze d'assez basse époque, représentant le même sujet, mais avec un trait de plus qu'à notre point de vue spécial, il importe de relever. La statuette porte l'inscription suivante : « Une femme debout sur une grenouille, laquelle est posée sur une fleur de lotus, supporte le dieu Bes sur ses épaules. »

Sans rechercher la signification de cette superposition symbolique, nous ferons remarquer qu'en outre de l'incurvation rachitique très accentuée des membres inférieurs, la femme présente une malformation évidente du pied droit tourné en dedans et qui n'est autre que celle du pied bot varus. C'est ainsi que la maladie se manifeste chez la mère par des signes encore plus nombreux, et nous ne devons pas nous étonner qu'une telle mère ait donné naissance au produit monstrueux et pathologique qui fut le dieu Bes.

La seconde divinité du panthéon égyptien, dont la conformation spéciale nous intéresse, est le dieu Phtah vénéré à Memphis sous les noms de Phtah embryon, œuf de Phtah. Dans quelques textes on le qualifie de nain. On a comparé les figurines qui représentent Phtah sous une forme monstrueuse au fœtus humain. Le professeur Parrot, dans une fort intéressante communication à la Société anthropologique, rejette cette hypothèse, et rapproche les figures de Phtah d'une naine qu'il avait étudiée de près et qui était atteinte d'un arrêt de développement du système osseux, désigné par lui sous le nom de « malformation achondroplasique. »

« Lorsqu'on rapproche, dit-il, une de ces figurines (du dieu Phtah) de l'enfant achondroplasique que je viens de montrer, on est immédiatement frappé de la très grande ressemblance que présentent entre elles ces deux formes. Mêmes proportions entre les différentes parties du corps, même attitude, et surtout même saillie des fesses avec l'ensellure si remarquable, même volume démesuré de l'extrémité céphalique par rapport à celui des autres parties du corps, dont les membres courts et gros donnent une apparence trappue à l'individu ; tout cela se retrouve d'une manière aussi tranchée, aussi typique chez le dieu Phtah que chez notre petite fille, et l'on ne peut douter que le type du dieu Phtah n'ait été pris sur un monstre achondroplasique. »

Considéré sous cet aspect le dieu Phtah n'est pas sans offrir de grandes analogies avec le dieu Bes, au point de vue du moins de la conformation du corps.

C'est bien un type de nain chez lequel on retrouve également l'incurvation des jambes que nous avons signalée plus haut chez le dieu Bes. Sur quelques statuettes qui présentent ce caractère, la face vieillie et aux traits grossiers vient compléter le tableau.

Cependant nous ferons quelques réserves. Les figurines qui représentent le dieu Phtah sont nombreuses, elles ne se ressemblent pas toutes. L'examen que nous avons fait de celles que possède le musée du Louvre nous conduit à y distinguer plusieurs variétés morphologiques.

Sur un certain nombre, le type décrit par le professeur Parrot est hors de conteste. Mais il en est d'autres où la monstruosité est moins accusée et où les formes générales sont plutôt celles d'un nouveau-né ou d'un très jeune enfant. Nous ferons remarquer le dessin de la tête construite toujours d'après le même type : développement considérable du crâne par rapport à la face, crâne aplati par en haut, front bombé, tête supportée par un cou grêle. Ces caractères sont bien ceux de la première enfance.

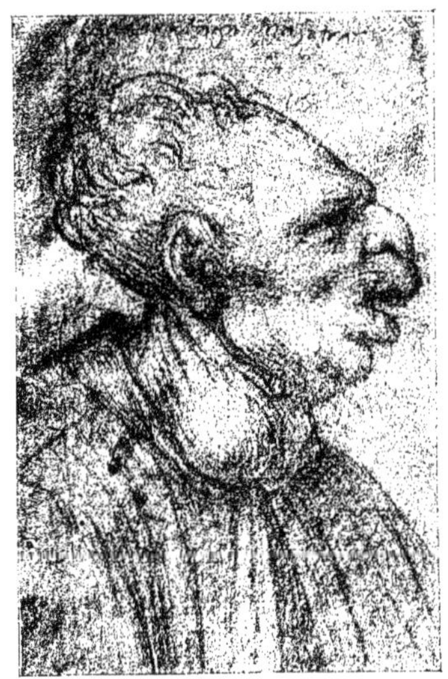

TÊTE GROTESQUE, PAR LÉONARD DE VINCI.

Nous ajouterons que l'artiste égyptien a doté de la même conformation céphalique d'autres dieux habituellement représentés dans le jeune âge. Les vitrines du Louvre renferment des statuettes du jeune dieu Horus ou de Iphotem, fils de Phtah, dont les têtes sont conçues exactement d'après le même type que celui du dieu Phtah. Si nous faisons observer en outre que, sur bon nombre de figurines de ce dernier dieu, les membres ont un caractère de gracilité qui s'éloigne du type du nain pour se rapprocher de celui du nouveau-né, nous pensons qu'il est difficile de ne pas accorder que, dans certaines représentations de Phtah, la première enfance ait été prise pour modèle.

D'ailleurs la distinction que nous faisons ici est plus spécieuse que réelle. Ainsi que le fait remarquer le professeur Parrot, il n'est aucune déviation de la forme normale qui donne à l'être humain jeune ou adulte une analogie plus grande avec le fœtus ou l'enfant naissant que celle de certains nains, en particulier de ceux qui le sont par achondroplasie. La petite taille, le volume démesuré de la tête, l'ensellure, les membres gros

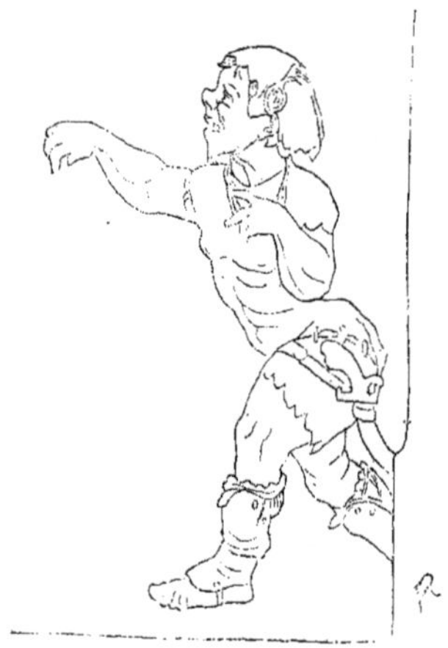

FRAGMENT D'UNE TAPISSERIE FLORENTINE DU XVIe SIÈCLE. LE FESTIN DE PHARAON, D'APRÈS LE BRONZINO.

et courts, les plis du tégument au niveau des articulations, l'abondance du tissu adipeux sous-cutané, tout concourt à affirmer cette ressemblance.

Il est banal de reconnaître que le culte du beau fut universel en Grèce. Aussi le chapitre des difformités relatives à l'art grec doit-il être peu fourni en documents. Nous ne parlons pas ici de ces quelques irrégularités qui se trouvent dans des œuvres réalisant, plus qu'on ne l'a jamais fait, l'expression du beau et dans lesquelles l'artiste attaché à un modèle n'a pas craint de marquer d'un coup de ciseau consciencieux les irrégularités échappées à la nature. Nous signalerons en passant le gros orteil gauche du gladiateur combattant sur lequel M. Ravaisson-Mollien a attiré notre attention, et les oreilles déformées, tuméfiées, plaquées contre le crâne de quelques têtes de pugilistes.

Mais il est cependant une œuvre importante qui fait exception, et consacrée tout

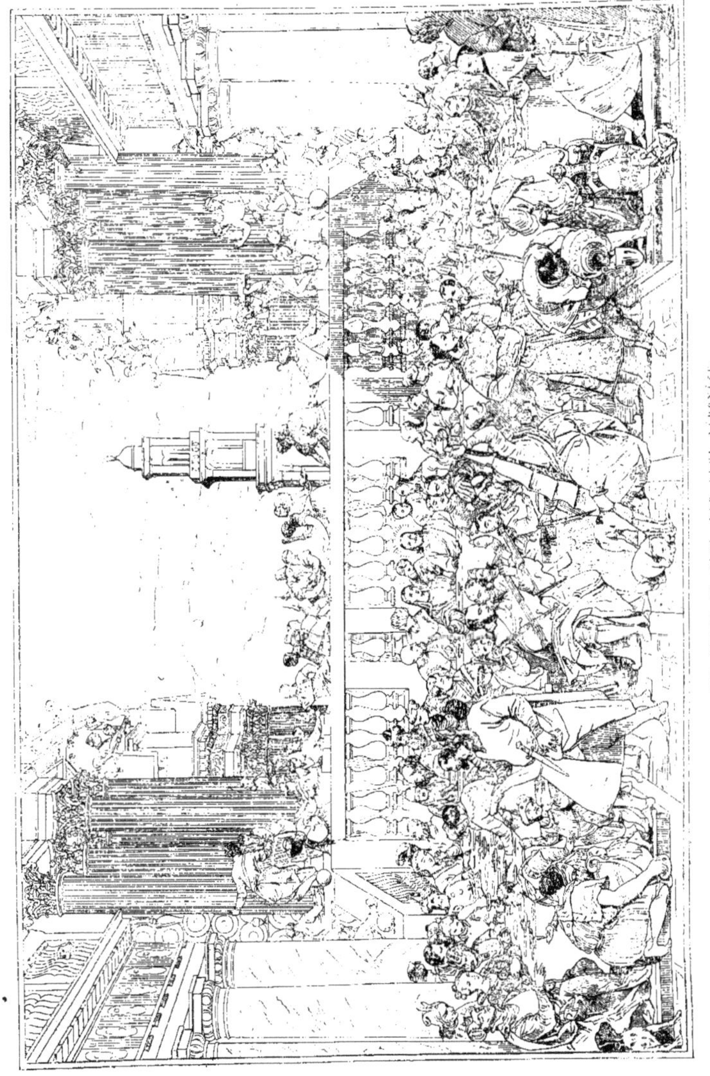

LES NOCES DE CANA, PAR PAUL VÉRONÈSE.
Musée du Louvre.

entière à la représentation d'une « belle difformité », si l'on veut nous passer cette expression. L'intérêt qui s'y rattache nous fera pardonner la précision des détails dans lesquels nous allons entrer.

On sait qu'il a existé à Athènes des portraits d'Esope, célèbres par une représentation habile de la difformité. L'un d'eux était de la main de Lysippe, que Pline vante pour la fidélité du détail. Il n'est pas impossible qu'une des nombreuses reproductions qui ont dû être faites du portrait d'Esope par le grand artiste soit venue jusqu'à nous. Il existe à la villa Albani un buste qui pourrait bien être l'une de ces répliques, ainsi que le pense Visconti.

Ce marbre connu sous le nom d'Esope nous offre un remarquable exemple d'une difformité considérable du torse, et reproduite avec une remarquable habileté. Ce buste a déjà fait l'objet d'un travail critique, publié par l'un de nous en collaboration avec le docteur Dechambre, dans la *Gazette hebdomadaire de médecine et de chirurgie*, 1857.

Nous reproduirons ici les principaux passages de ce mémoire.

Il s'agit d'une courbure de la colonne vertébrale connue sous le nom de cyphose. La colonne vertébrale dans toute sa portion dorso-lombaire décrit une courbe d'un grand rayon, à convexité postérieure. Si l'on regarde le buste de dos, on s'aperçoit que cette excurvation n'est pas directe dans toute sa longueur, mais que, dans une grande section de la région dorsale, elle présente une très légère courbure à convexité droite, et de plus que, dans cette même étendue, le rachis, tout en s'incurvant, tout en formant un arc latéral, décrit de légères ondulations de gauche à droite et de droite à gauche, ondulations brusques, provenant de ce que les vertèbres ont chevauché les unes sur les autres en divers sens, et que les apophyses épineuses ne peuvent plus former une courbe régulière.

Ces détails seuls, si vrais, si *nature* (pour employer un terme d'atelier) suffiraient pour attester que le travail a été fait sur pièces, mais le reste de l'œuvre en témoigne plus clairement encore.

L'incurvation de la région cervicale, par suite du prolongement de la courbure dorsale, n'a lieu que dans les vertèbres supérieures et profondes, comme elle devait être pour contre-balancer une excurvation aussi forte ; la tête est rejetée en arrière, profondément enfoncée entre les épaules, le front déprimé, comme nous l'avons dit, quoiqu'à un trop faible degré. Toutes les côtes ont subi un double mouvement. L'excurvation dorsale les a rapprochées les unes des autres à leurs extrémités antérieures en leur imprimant une disposition analogue à celle des rayons d'un segment de roue, d'où il résulte un raccourcissement considérable du thorax suivant le diamètre vertical. D'autre part leur extrémité antérieure a été portée en avant, leur courbe s'est effacée, le thorax a subi un aplatissement latéral, en même temps que son diamètre antéro-postérieur s'est accru et que le sternum, d'autant plus repoussé en avant que les côtes sont plus longues, a basculé sur ses articulations claviculaires et est devenu presque horizontal. De là vient cette poitrine en carène dont on voit ici un si bel échantillon.

La disposition de l'abdomen est aussi fidèlement rendue. La paroi antérieure poussée d'arrière en avant par les côtes est devenue en grande partie supérieure, et comme d'un autre côté le diamètre vertical de la cavité a été considérablement réduit, comme celle du thorax, par l'incurvation du rachis, le ventre a presque disparu pour qui le regarde de face.

Il n'est pas enfin jusqu'à la courbure latérale droite de l'épine dont les effets consécutifs ne soient traduits sur ce morceau : d'une part par un léger déjettement du cou à gauche, d'où résulte l'élargissement de l'épaule *droite*, d'autre part par un pli de la hanche gauche sensiblement plus profond que celui de la hanche droite.

De quelle nature est cette difformité ? Le défaut de flexion *anguleuse* de l'épine semble

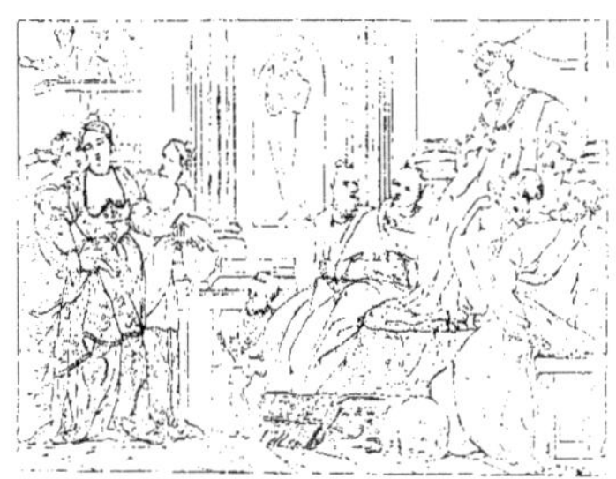

L'ÉVANOUISSEMENT D'ESTHER, PAR PAUL VÉRONÈSE.

Musée du Louvre.

d'abord devoir éloigner l'idée d'une carie, et, cette affection éliminée, il ne resterait plus guère d'admissible que le rachitisme. S'il ne s'agissait pas d'un buste, la question pourrait être plus aisément tranchée, car une déviation rachitique de ce genre ne saurait exister sans courbures des membres inférieurs. En l'état de choses, si l'on considère que les côtes ne portent pas trace de *nodosités* rachitiques, qu'elles ne sont pas *incurvées* vers leur partie moyenne, que le sternum, simplement soulevé, n'est nulle part infléchi sur lui-même, que la flexion anguleuse du rachis n'est pas un caractère essentiel du mal de Pott à toutes ses périodes, il nous semble que c'est à cette dernière difformité que se rapporte la figure.

Ce buste est-il réellement un portrait du fabuliste phrygien?

Nous avons déjà rapporté l'opinion qui attribue à Lysippe l'original de notre marbre. Ce ne serait pas une raison pour que la figure fût bien ressemblante, soit dans les traits, soit dans l'expression de la difformité, puisqu'il n'y avait pas loin de deux siècles que le fabuliste avait été précipité du haut du rocher de Delphes, quand l'artiste de Sicyone vint au monde, mais celui-ci a pu s'aider en partie de quelques données antérieures de la statuaire, en partie d'études anatomiques sur un modèle bossu, en partie de son inspiration, et composer avec le tout une figure dont les caractères physiques et l'expression morale et intellectuelle répondirent à tout ce que l'on savait de l'original.

Une circonstance vient à l'appui de l'idée qu'on n'a pas voulu seulement modeler un bossu quelconque, mais bien réaliser un portrait; c'est que l'extrême fidélité avec laquelle le dos a été copié ne se retrouve pas dans l'exécution de la tête. Ceux qui sont familiarisés avec les difformités de l'épine reconnaîtront au premier coup d'œil qu'il y a un défaut assez notable de proportion entre le degré de l'excurvation et de la déformation thoracique et celui des déformations consécutives de la face. Le front est bien un peu fuyant, le crâne s'allonge bien un peu en pain de sucre, mais ces caractères

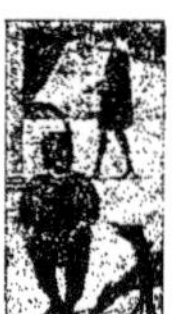

FRAGMENT DU TABLEAU DE CARPACCIO, « LES AMBASSADEURS DU ROI MAURUS. »

Académie des Beaux-Arts, à Venise.

(que les biographes d'Esope lui attribuent) sont trop peu accentués pour une déviation aussi considérable du rachis, le visage lui-même est trop régulièrement conformé. Or cette invraisemblance, nous dirions même cette impossibilité anatomique, de la part d'un artiste si habile à rendre le difforme, ne peut être que l'effet d'un calcul, ne se comprend qu'au profit d'un portrait ou au profit d'un monument élevé à la mémoire d'un personnage plus ou moins célèbre.

En dehors de ce spécimen que l'on peut rattacher au grand art sculptural de la Grèce, c'est dans les produits d'un art secondaire, dans les figurines en terre cuite, qu'il faut chercher pour trouver quelques exemples de difformités.

Nous rappellerons les quelques types grotesques dont nous avons parlé plus haut, et dans lesquels le comique résulte en partie de la copie fidèle d'une difformité naturelle. Nous y ajouterons ici plusieurs statuettes représentant des nains. M. Heuzey en signale deux qu'il a reproduits dans son *Atlas*, Pl. 56, figures 5 et 6.

La collection des terres cuites de Myrina renferme un type remarquable de nain, grosse tête, jambes cagneuses[1].

1. N° 332 du Catalogue.

Nous avons vu dans la collection Camille Lécuyer et Charles Toché, une petite terre cuite de Tanagra dans laquelle les signes de rachitisme sont très fidèlement rendus. C'est un nain à demi drapé et qui montre à découvert ses deux jambes cagneuses, dont l'une est plus courte que l'autre.

La collection de terres cuites antiques de O. Rayet renfermait une statuette de nain, trouvée à Pergame et décrite ainsi dans le catalogue : « N° 118. Nain grotesque, nu, le crâne chauve, le visage difforme, les jambes courtes. Il marche vivement vers la gauche et ouvre la bouche très grande pour crier : on dirait un capitaine de pygmées menant sa troupe au combat. »

En effet, la légende des pygmées, dont Homère a chanté les combats contre les grues, a laissé dans l'art antique des traces nombreuses. Des peintures de vases, des verreries, des bas-reliefs de terre cuite, des statuettes célèbrent leurs exploits. On trouve fréquemment les pygmées et les grues dans les peintures d'ornementation des maisons de Pompéi et d'Herculanum. Le musée du Louvre possède un certain nombre de statuettes en bronze représentant des pygmées, et dont la provenance inconnue ne permet pas de les rattacher avec précision à l'art grec où à l'art romain. Toutes les probabilités sont cependant pour la seconde hypothèse. Nous en parlerons ici avec quelques détails.

Il convient de diviser, au point de vue morphologique, les pygmées du musée du Louvre en deux catégories. Les pygmées de la salle des bronzes offrent les caractères du nain et ne sont pas sans analogies avec le dieu Bes, dont nous avons longuement parlé plus haut. Le torse est long, charnu, ventru, les membres sont courts, ramassés, et les jambes chez quelques-uns, particulièrement chez ceux que nous avons fait reproduire, présentent la courbure rachitique. Ils sont représentés dans des attitudes variées, l'un dans une pose guerrière, un autre portant sous son bras gauche une grue dont il sert le bec de la main droite, un troisième dansant et couronné de feuillages, etc...

La collection Thiers renferme trois pygmées, l'un[1] se rapproche beaucoup des précédents : grosse tête, jambes torses et rabougries; il est représenté dansant. Les deux autres petites statuettes en bronze[2], également désignées comme pygmées, en diffèrent au point de mériter une description spéciale. Nous y remarquons les déformations rachitiques les plus intéressantes de la tête et du tronc; les membres, au lieu d'être courts et déformés, sont longs, grêles, fort émaciés, mais sans incurvation des os bien appréciable. La disproportion qui existe entre les membres et le tronc est donc ici en sens inverse. Chez les premiers, torse long, membres courts et difformes; chez les der-

1. N° 57 du Catalogue.
2. N°s 55 et 56 du Catalogue.

niers torse difforme et ramassé sur lui-même, membres longs et sans notable déformation. Là, le rachitisme est surtout évident aux membres inférieurs, ici il se montre presque exclusivement à la tête et au tronc.

En effet, le crâne est déformé, allongé, dénudé ; les oreilles sont grandes et saillantes ; la face imberbe, osseuse, amaigrie, sillonnée de rides, présente l'aspect bien saisissant du facies rachitique. Le tronc est celui des bossus, il n'est pas sans présenter de grandes analogies avec celui du « buste d'Esope » que nous avons étudié plus haut.

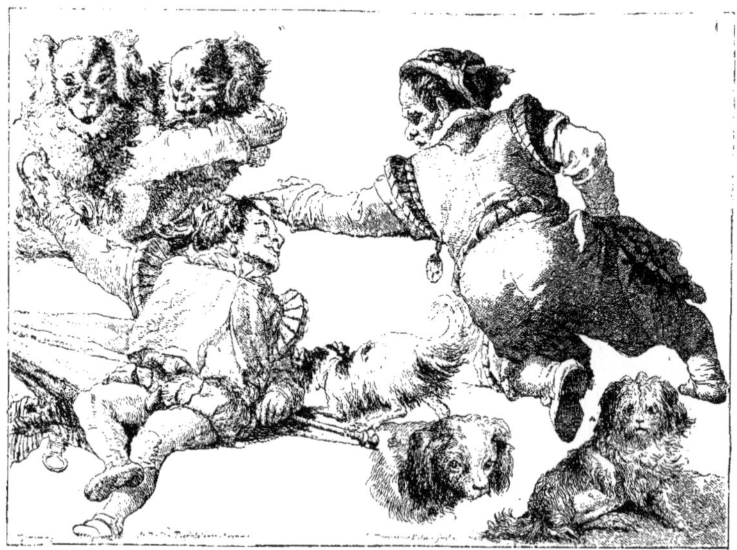

ÉTUDES DE NAINS, PAR TIÉPOLO.

Extrait du recueil de cent eaux-fortes du maître reproduites par C. Jacobi.

La colonne vertébrale présente la déformation connue sous le nom de cyphose. Toute la portion dorso-lombaire décrit une courbe à grand rayon à convexité postérieure.

Sur l'une de ces statuettes il s'ajoute l'incurvation latérale décrite sous le nom de scoliose. Les déformations consécutives du thorax aplati sur les côtés et de l'abdomen, qui paraît comme rentré, sont bien rendues. Le sternum est projeté en avant et a basculé sur son extrémité supérieure, au point que la face antérieure est devenue supérieure, et que son extrémité inférieure fait saillie et constitue une véritable bosse antérieure.

L'intention satirique et caricaturale est évidente dans ces petites statuettes. Les phallus disproportionnés dont elles sont pourvues, leur pose, leurs gestes le prouvent.

Mais les difformités dont elles sont dotées n'ont rien que de « très nature », et n'ont point été créées de toutes pièces par l'imagination de l'artiste.

Aussi ne sommes nous pas de l'avis de Ch. Blanc, lorsqu'il dit au sujet des pygmées de la collection Thiers : « Pour transformer un nain en caricature, il suffisait de mettre une disproportion intentionnelle entre ses membres, de supposer, par exemple, que la tête s'était développée outre mesure sur un torse avorté... Cette

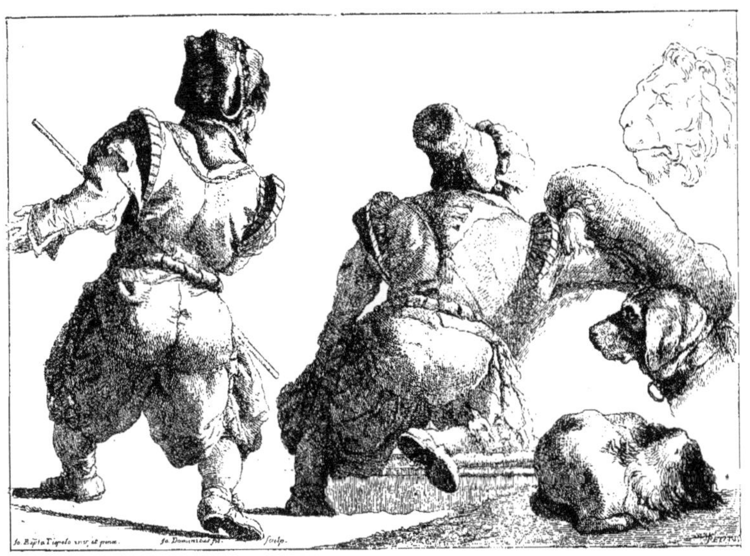

CROQUIS DE NAINS PAR TIÉPOLO.

Extrait du recueil de cent eaux-fortes du maître reproduites par C. Jacobi.

manière de rompre les rapports connus de la proportion humaine ne pouvait manquer de constituer les figures les plus grotesques, pourvu que la figure fût assaisonnée d'esprit dans la pantomime et de liberté dans l'exécution. » Nous ferons remarquer que c'est la nature elle-même qui s'est chargée de rompre les règles de la proportion et de faire avec les nains la caricature d'un homme. Au point de vue de la difformité, l'artiste n'a rien à ajouter à son œuvre qu'il lui suffit de copier servilement. Mais nous ajouterons — et en cela nous nous trouvons d'accord avec Ch. Blanc — que la part qui revient au génie caricatural est plus grande que ce que nous venons de dire pourrait le laisser supposer ; c'est dans les qualités de l'expression et du faire que se retrouve toute l'originalité de l'artiste, lorsqu'il prend les difformités naturelles pour motif de caricature.

A Rome, les nains comme les fous et les bouffons étaient en honneur. Les empereurs

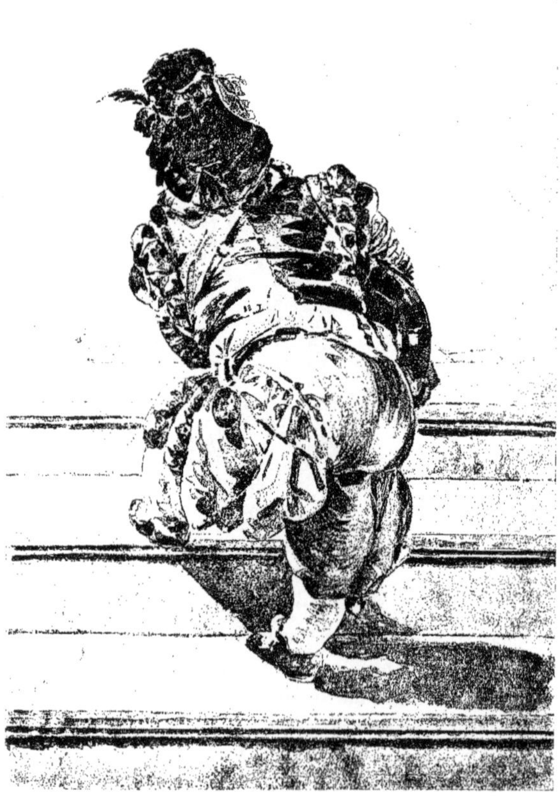

NAIN, PAR TIÉPOLO.

Fragment d'une fresque du palais Labia à Venise, d'après un croquis à l'aquarelle de M. Charles Toché.

les prenaient pour conseillers ou pour hochets. Il y avait même une troupe de gladiateurs exclusivement composée de nains qui, tout petits qu'ils fussent, ne s'entretuaient pas moins que les autres s'il faut en croire un auteur du temps.

Les grands et les riches particuliers comptaient toujours dans leur maison un ou plusieurs de ces malheureux dont toute la mission est d'exciter le rire.

En visitant la villa Albani, à Rome, l'un de nous a remarqué une statue qui devait être le portrait d'un de ces personnages parfois fort incomplets au point de vue intellectuel. Il s'agit d'un homme drapé à l'antique et dont la conformation de la tête, certainement copiée sur nature, reproduit un type de microcéphale.

Deux petits bronzes du musée d'Avignon, que certains archéologues ont pris pour des caricatures de Caracalla, donnent à l'empereur romain un corps de nain monté sur des jambes torses.

Au Moyen âge, les nains furent en vogue dans toute l'Europe. Nous signalerons de cette époque deux spécimens artistiques intéressants.

La célèbre tapisserie de Bayeux dite *de la reine Mathilde* (XIe siècle) qui retrace toute l'histoire de la conquête de l'Angleterre par Guillaume, duc de Normandie, nous montre un nain en titre d'office dans l'exercice de ses fonctions de page. Il tient par la bride les deux chevaux des envoyés de Guillaume à Guy de Ponthieu; son nom TYROLD est inscrit au dessus de sa tête. Le dessin, tout sommaire et archaïque, retrace cependant, en outre de l'exiguité de la taille, le volume exagéré de la tête et le développement de la face aux dépens du crâne amoindri.

Le second spécimen nous offre des détails plus précis et par là même plus intéressants. Une médaille de Francesco Laurano (1461) reproduit les traits d'un fou nommé Triboulet, mais il ne s'agit pas ici du fou du même nom qui, au siècle suivant, se rendit célèbre à la cour de Louis XII et de François Ier. Le Triboulet de la médaille de Laurano était fou du roi de Sicile, René d'Anjou. C'était un pauvre nain difforme ayant, contrairement à la plupart de ses pareils, la plus petite tête qu'on eût jamais vue [1].

Il avait pour coiffure une barette qui n'était pas plus volumineuse qu'une grosse orange. En effet, la médaille nous montre de profil un type remarquable de microcéphale. Les traits sont grossiers, le nez est proéminent. Le front fuyant est en retrait sur les arcades orbitaires, et le crâne tout petit fait un contraste frappant avec la face au contraire largement développée et dont une grande barbe en pointe augmente encore le volume. Les oreilles sont grandes et, par leur situation, révèlent l'étroitesse de la partie crânienne qui, sur une tête régulièrement conformée, devrait se développer beaucoup plus en arrière.

Mais c'est à partir de la Renaissance qu'abondent les représentations artistiques de fous, de nains ou de bouffons. En effet, ces êtres disgraciés tenaient une telle place dans

1. Ed. Garnier, *les Nains et les Géants*, Paris, 1884. Hachette, p. 96.

les mœurs des cours royales, que chaque fois qu'un artiste avait à mettre en scène un roi ou un grand seigneur avec sa suite, le nain ou le fou avait sa place marquée dans la composition. Le fou et le nain se voient dans les festins, les cortèges royaux, les triomphes, soit que le peintre évoque des scènes contemporaines, soit qu'il retrace

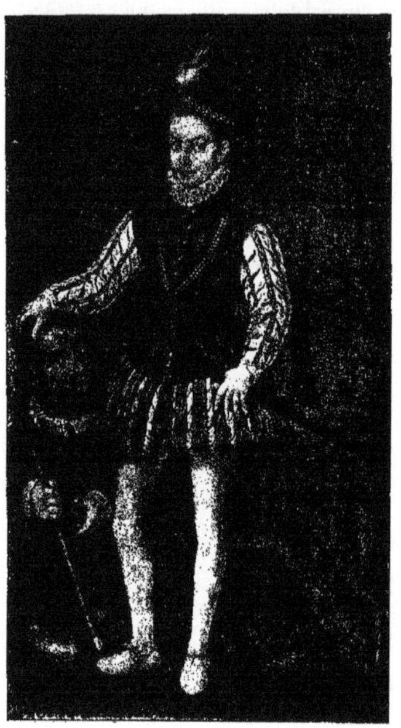

PORTRAIT DE CHARLES EMMANUEL ADOLESCENT, PAR JACOPO ARGENTI.
Turin. Galerie royale.

des faits d'histoire. Enfin, les nains ont eu leurs portraitistes, qu'ils soient représentés seuls et pour eux-mêmes, ou aux pieds de leurs maîtres et seigneurs. De grands artistes se sont chargés de livrer leurs traits à la postérité et ont su faire, avec ces déshérités de la nature, des chefs-d'œuvre de l'art.

Nous avons déjà dit que le nanisme ne relevait pas d'une seule et unique cause morbide. Plusieurs affections, en arrêtant le développement de l'individu, peuvent conduire à ce résultat et se traduisent extérieurement par des signes différents. A côté du nain difforme et contrefait, nous avons vu qu'il existe un type de nain à peu près régulièrement conformé dans sa petite taille. On trouverait même quelques exemples de proportions parfaites et irréprochables. En y regardant de près cependant, on peut, le plus souvent, se convaincre qu'il existe tout au moins quelque défaut de proportion entre les diverses parties du corps: le torse est bien fait mais un peu long, les jambes sont droites mais trop courtes, la tête est trop volumineuse. C'est à cette dernière catégorie qu'on pourrait rapporter un certain nombre de figures de nains, telles que celles de Spinel Arétin (dans une fresque de San Miniato, à Florence), de Domenico Ghirlandaio (dans *le Festin d'Hérode* à l'église Santa Maria Novella, à Florence), de Gaudenzio Ferrari (dans *l'Adoration des Mages*, Académie des Beaux-Arts, à Milan), de Bonifacio (dans *Moïse sauvé du Nil et présenté à la fille de Pharaon*, musée Bréra, Milan), etc.

Nous citerons plus loin les portraits des nains célèbres Joffrey et K. Gibson par sir Peter Lely, van Dick et Mytens, et qui se rattachent également au groupe des nains exempts de difformités.

Pour compléter cette liste, nous pourrions ajouter les deux nains dont il a été question plus haut, le gentilhomme polonais Borwilaski, qu'une gravure de van Assen nous montre comme un petit personnage accompli, et Bébé, nain du roi de Pologne, dont il existe deux portraits, un au musée de Nancy et un autre dans les galeries de Versailles, sans compter la statuette en cire de l'École de Médecine, de Paris.

Mais c'est là l'exception. Dans la très grande majorité des cas, la difformité apparaît dans tout son jour, car, comme le dit M. Lancereaux, le nanisme est toujours une monstruosité ou une malformation.

A côté du nain, il y avait souvent dans le personnel des cours royales ou impériales le fou ou le bouffon. Sans être d'une taille exiguë, ces derniers personnages n'en relèvent pas moins des diverses affections morbides que nous avons signalées plus haut, et un grand nombre d'entre eux présentaient des difformités physiques que les artistes ont fixées sur la toile, souvent avec bonheur. Nous passerons rapidement en revue quelques-unes de ces représentations artistiques parmi les plus remarquables, en commençant par les écoles d'Italie.

Mantegna nous a laissé deux figures de nains remarquables. Dans *le Triomphe de Jules César* (château royal de Hampton Court, septième panneau) un nain montre une face où se lisent clairement les signes combinés de la scrofule et du rachitisme. Le crâne est petit et dénudé, sur ses côtés se détachent d'énormes oreilles, le nez est épaté. Mais le trait le plus caractéristique se trouve dans la proéminence excessive de la mâchoire supérieure et dans le boursoufflement de la lèvre supérieure. Ses membres sont courts et trapus. Il porte au poignet droit un bracelet de grelots. Derrière lui un bouffon, coiffé du bonnet de fou, cligne de l'œil, en faisant avec les mains des gestes grotesques.

Dans le portrait de Barbe de Brandebourg, marquise de Mantoue, entourée de sa famille, Mantegna a représenté une naine à la face élargie, à la tête volumineuse et aux membres disproportionnés.

M. Ch. Yriarte a publié dans son livre sur *Venise*[1] le fac-simile d'un dessin de Mantegna, tiré du recueil de Padoue, et gravé par Francesco Novelli. Un nain, bonnet bas, présente un papier à un seigneur. Il a une grosse tête sur un petit corps, des bras courts mais sans difformité, la physionomie commune.

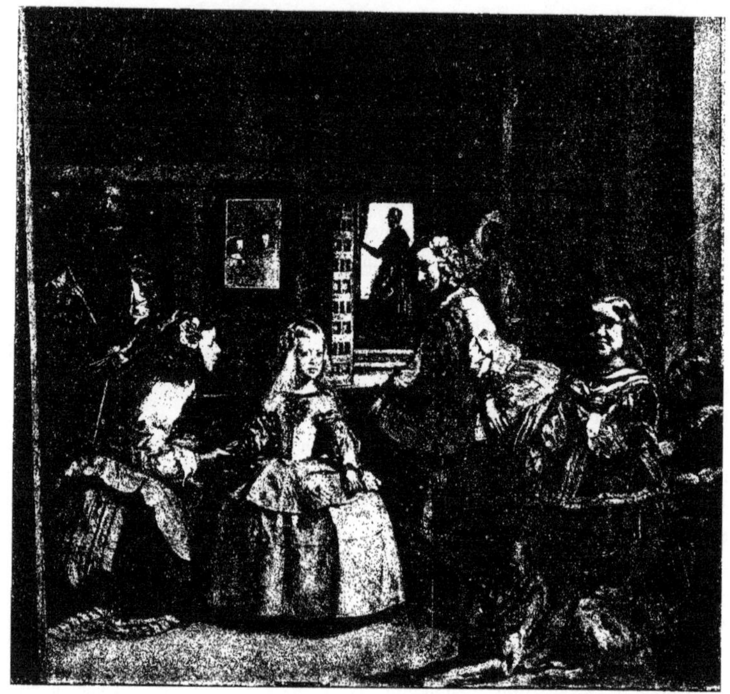

LES MÉNINES, PAR VÉLASQUEZ.

Musée du Prado, à Madrid.

Nous avons trouvé dans la collection des dessins grotesques de Léonard de Vinci une tête qui n'est pas sans analogie avec celle du nain du *Triomphe de César* dont nous avons parlé plus haut. Il s'agit d'un croquis très certainement fait sur nature d'après un crétin goitreux et dolichocéphale.

Une des fresques de la Salle de Constantin, au Vatican, reproduit un type de nain

1. *Venise, Histoire, Art et Industrie.* Paris, 1887.

d'après la formule antique. Il ne s'agit point là d'une œuvre de Raphaël, car les peintures de cette salle ont été exécutées après sa mort, par un de ses élèves de prédilection, mais qui n'hérita point de son génie, Jules Romain. Dans la fresque qui représente la harangue de Constantin aux troupes, on voit à droite, au premier plan, un nain debout qui se coiffe d'un énorme casque empanaché. C'est un nain guerrier vêtu d'une cuirasse en pelleterie, ceint du glaive. Tête énorme, gros yeux, nez court, torse épais, membres courts et fortement musclés, jambes torses; il est de la race de l'antique pygmée hercule, comme certaines figurines du Bes égyptien.

Dans une composition satirique d'Annibal Carrache, contre le Caravache, conservée au musée national de Naples, on voit au côté gauche du tableau un nain aux jambes torses appuyé sur un chien et qui tient un gros perroquet sur le poing.

Un des bas-reliefs en bronze de la statue équestre de Come Ier, par Jean de Bologne, rappelle la cérémonie du couronnement. Au premier plan un nain ventru, court de jambes, s'appuie sur une canne et porte un petit chien sous un bras.

Au vieux palais de Florence, on voit une tapisserie florentine du XVIe siècle représentant dans l'histoire de Joseph, le festin de Pharaon, d'après le Bronzino. Dans l'angle de droite, près de la table, un nain s'avance porté sur de courtes et solides jambes. Il est d'ailleurs d'aspect athlétique sans autre difformité qu'une physionomie repoussante. Il est à rapprocher du nain de Jules Romain dans la chambre de Constantin, au Vatican.

Les nains de Paul Véronèse ne sont pas moins remarquables. Les types qu'il nous montre ont certainement vécu, et il les a pris dans son entourage pour les mettre sur la toile. Le musée du Louvre en possède deux bien connus, l'un dans *les Noces de Cana*, l'autre dans l'*Évanouissement d'Esther*.

Le nain des *Noces de Cana*, à peine aussi haut que la table près de laquelle il se tient, porte un perroquet de sa main gauche. Il est richement vêtu. La tête est volumineuse, le nez élargi, la bouche enlaidie de grosses lèvres. Le torse bedonnant est supporté par de petites jambes cagneuses.

Au pied du trône d'Assuérus, dans l'*Évanouissement d'Esther*, se tient un nain favori, personnage dont le crâne déformé ressemble à celui des sujets atteints d'hydrocéphalie. Le front proéminent surmonte un nez court et écrasé. La disproportion est flagrante entre le crâne trop développé et la face diminuée de volume. Le reste du corps, bien que couvert de magnifiques vêtements, laisse paraître les disproportions habituelles.

Nous pouvons citer plusieurs autres nains dus au pinceau de Paul Véronèse, qui paraît avoir eu une sorte de prédilection pour la représentation de ces êtres difformes[1]. Dans le tableau représentant *Moïse sauvé des eaux*, au musée du Prado, à Madrid, un

1. Paul Véronèse ne se doutait point que cette fantaisie bien innocente lui vaudrait une réprimande du saint Office de Venise. M. Armand Baschet (*Gazette des Beaux-Arts*, 1867, p. 378) nous a fait connaître une pièce

nain occupe le coin droit de la composition. Vêtu de riches vêtements, il montre ses jambes torses, sa tête volumineuse au front bombé, au crâne court, et ne le cède en rien aux précédents au point de vue naturaliste.

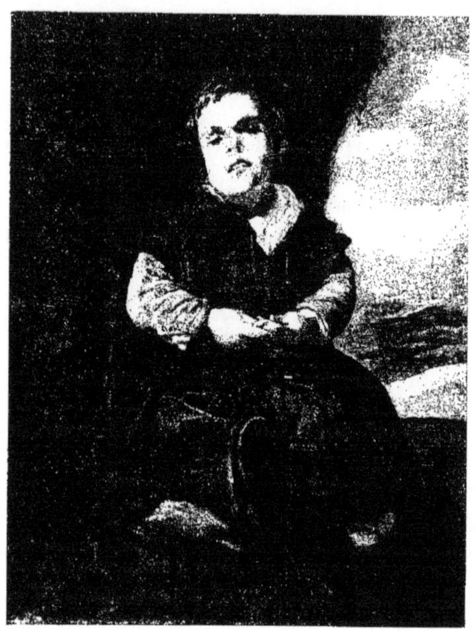

L'ENFANT DE VELLACAS, PAR VÉLASQUEZ.

Musée du Prado, à Madrid.

Un autre tableau du même maître, aujourd'hui au musée de Dresde, est consacré au même sujet, il porte comme titre : *La découverte de Moïse.* Dans l'angle de gauche

extrêmement curieuse des archives de Venise et qui relate l'interrogatoire du peintre vénitien par les membres de ce tribunal sacré qui d'ailleurs n'avait à Venise ni l'autorité ni la sévérité de la sainte Inquisition d'Espagne. C'était à propos de tableaux que le Révérend Père du couvent des Saints-Jean-et-Paul lui avait donné commission de faire pour l'honneur de son église. Les juges lui reprochèrent d'avoir mis en scène concurremment avec notre Seigneur des nains et des bouffons. « Est-ce qu'il parait convenable, dirent-ils, dans la dernière cène de notre Seigneur de représenter des bouffons, des Allemands ivres, des nains et autres niaiseries. » Le bon Caliari qui ne se croyait pas un aussi grand coupable prétexta de la pureté de ses intentions. Il en fut quitte pour « corriger et amender » son tableau, sur l'ordre du saint Office, dont le jugement nous a certainement privé de quelques-unes de ces figures étranges, qui ne sont pas parmi les moins intéressantes de ses vastes compositions.

un nain tenant en laisse deux lévriers fait voir sa tête difforme et son profil lippu.

Enfin il existe un autre nain dans l'angle de gauche des escaliers monumentaux qui conduisent à la salle du festin, dans *le Banquet dans la maison de Lévi*, à l'Académie de Venise.

Carpaccio, dans la suite des épisodes de la vie de sainte Ursule, conservée aujourd'hui à l'Académie des beaux-arts, à Venise, a peint plusieurs nains. Dans le fragment qui représente les ambassadeurs anglais près du roi Maurus, sur la place qui s'étend au second plan, animée de nombreux personnages, on voit un nain gros et court, aux jambes torses, aux bras exigus, se promener majestueusement, la tête coiffée d'une petite toque surmontée d'un long panache.

Dans un autre morceau, consacré au retour des ambassadeurs anglais chez leur roi, on voit assis sur les marches du trône un tout petit nain rabougri.

Nous ne quitterons pas l'école vénitienne sans dire un mot des nains de Tiépolo. Dans le recueil de cent eaux-fortes du maître reproduites par C. Jacobi[1], les planches 90 et 91, dont nous donnons le fac-similé, reproduisent des croquis fort intéressants de nains et de chiens. Les nains ont de grosses têtes, des traits vulgaires, de petites jambes torses, avec des accoutrements bizarres.

C'est ce même type qu'il a placé dans une des fresques qui décorent le palais Labia, à Venise. Vu de dos, le nain monte les degrés qui conduisent à la table où sont assis Cléopâtre et Antoine. Nous sommes heureux d'en pouvoir donner une reproduction aussi scrupuleuse qu'habile, grâce à l'obligeance et au talent d'un aquarelliste bien connu, M. Charles Toché.

A la galerie royale de Turin se trouve un tableau important d'un maître ferrarais de second ordre, Jacopo Argenti (deuxième moitié du XVIe siècle), et qui mérite notre attention à cause du sujet qu'il représente. C'est un portrait en pied de Charles Emmanuel adolescent. Le jeune homme, svelte et distingué, s'appuie de la main droite sur la grosse tête d'un nain qui lui sert en quelque sorte de repoussoir, et particulièrement remarquable par la petitesse de sa taille. La tête, en effet, de cet étrange personnage est énorme, sans déformation spéciale cependant; la barbe est clairsemée. Mais le reste du corps est si disproportionné qu'à partir du sol jusqu'au menton, il n'a guère plus de deux fois la hauteur de la tête. Les bras également fort courts atteindraient à peine au vertex. L'ample vêtement dont il est habillé ne permet pas de reconnaître s'il existe des incurvations rachitiques des membres inférieurs.

Nous ne ferons que signaler le nain que le Dominiquin a placé, dans les fresques de Grotta Ferrata, parmi la suite de l'empereur Othon III rendant visite à saint Nil. En

1. F. Ongagia, édit. Venise, MDCCCLXXIX.

effet, il est presque entièrement caché par l'empereur dont il porte le bouclier et l'épée et l'on ne voit que sa figure.

Le Dominiquin nous paraît avoir éludé la difficulté; ce n'est pas que l'artiste qui, dans une fresque voisine, a su peindre avec tant de vérité le jeune garçon possédé, dans *le Miracle de saint Nil*, ait reculé devant la nature. Mais peut-être n'avait-il pas de nain

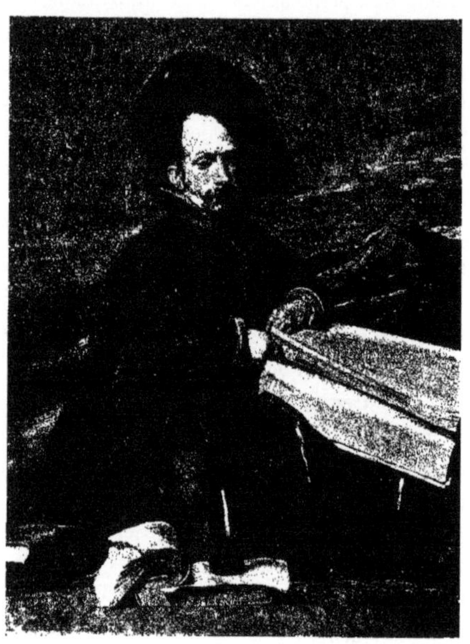

PORTRAIT DU NAIN EL PRIMO, PAR VÉLASQUEZ.

Musée du Prado, à Madrid.

à sa disposition. D'ailleurs la tête elle-même n'a rien de bien caractéristique, les traits sont grossiers, il est vrai, mais ils paraissent avoir été arrangés et comme régularisés.

L'école espagnole, pauvre en démoniaques, riche en extatiques, est également riche en représentations de nains, de bouffons ou d'idiots.

On peut voir au Louvre un tableau célèbre de Ribera connu sous la dénomination du *Pied-Bot*. Il montre en effet un jeune mendiant atteint de cette infirmité, et le pied droit difforme ne pose à terre que par les orteils; c'est donc le pied-bot équin représenté avec la plus grande vérité. Mais ce n'est pas tout : le médecin qui examine ce tableau reconnaît en outre que la main droite qui retient le chapeau n'est point normale.

Son attitude, parfaitement caractéristique, dénote qu'elle est atteinte d'une déformation analogue à celle du pied, bien que les doigts, placés en perspective, disparaissent sous le bord du chapeau. Le membre tout entier est roide, et son mouvement est empreint d'une gaucherie bien typique. Donc, du même côté du corps, le membre supérieur

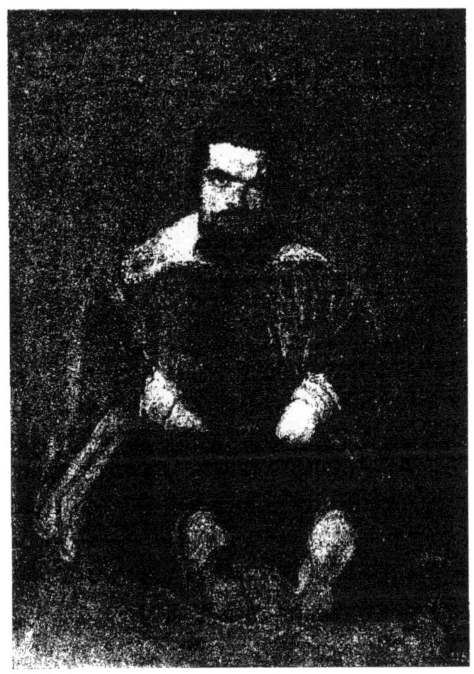

PORTRAIT DU NAIN DE PHILIPPE IV APPELÉ SÉBASTIEN DE MORRA, PAR VÉLASQUEZ.

Musée du Prado, à Madrid.

et le membre inférieur sont atteints de contracture avec déformation permanente, et les caractères en sont tels que nous n'éprouvons aucun embarras à prononcer le diagnostic d'hémiplégie infantile, résultant d'une atrophie cérébrale portant sur l'hémisphère du côté opposé. L'expression niaise de la physionomie vient compléter le tableau en nous révélant le développement incomplet des facultés intellectuelles qui accompagne d'ordinaire cette affection.

Le pauvre petit mendiant porte de sa main gauche, avec sa béquille, une pancarte sur laquelle on lit : *Da mihi elimosinam propter amorem Dei.*

Un élève de Ribera, Luca Giordano, surnommé *Fapresto* à cause de sa fécondité et de la facilité avec laquelle il travaillait, a représenté un nain dans une de ses fresques qui décorent l'Escurial. On voit, en effet, dans une fresque du grand escalier de la

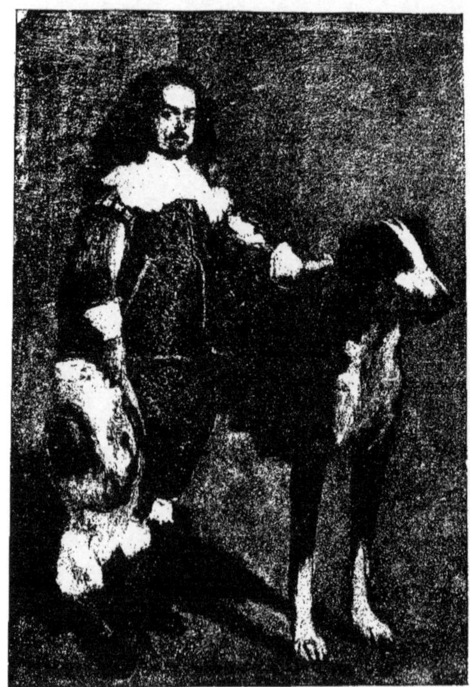

NAIN DE PHILIPPE IV APPELÉ DON ANTONIO L'ANGLAIS, PAR VÉLASQUEZ.
Musée du Prado, à Madrid.

Clausura, la reddition de Saint-Quentin, un de ces avortons guerriers aux jambes torses, faire partie de la suite de Philippe II. Il est ceint de l'épée. Un grand chien blanc est à côté de lui.

Vélasquez, le peintre de la cour de Philippe IV, paraît avoir eu une prédilection marquée pour ces malheureux infirmes nains ou idiots, enfants déshérités de la nature. Le musée du Prado, à Madrid, ne contient pas moins de sept tableaux qui leur sont exclusivement consacrés.

Ce sont les suivants :

N° 32. Bouffon de Philippe IV, appelé Pablillos de Valladolid. — N° 30. Les Ménines. — N° 35. Portrait du nain El Primo. — N° 36. L'enfant de Vellacas. — N° 37. Portrait de l'idiot de Coria. — N° 38. Nain de Philippe IV, appelé Sébastien de Morra. — N° 55. Nain de Philippe IV, appelé don Antonio l'Anglais.

Il faut encore ajouter un tableau du musée d'Auch, la naine Barbola, et un autre du musée de Vienne, un enfant au large et niais sourire, tenant une fleur à la main, et désigné sous cette simple dénomination « l'Idiot ».

En effet, Vélasquez s'est attaché avec un soin tout spécial à fixer sur la toile cette expression mobile des êtres dénués d'intelligence, et il semble que ce masque étrange de l'imbécile ou de l'idiot ait hanté son imagination. Il l'a rendu d'ailleurs avec une intensité de vie et une puissance d'expression vraiment extraordinaires, et ses tableaux consacrés aux faibles d'esprit, tels que l'*Enfant de Vellacas*, l'*Idiot de Coria*, celui du musée de Vienne, le nain Sébastien de Morra, sont d'une vérité absolue.

Le nain de Philippe IV, Antonio l'Anglais, appartient à la catégorie des nains exempts de difformités. Il est assez bien proportionné. Vélasquez l'a représenté debout superbement vêtu, tenant un grand lévrier en laisse. Les autres nains de Philippe IV rentrent dans la catégorie ordinaire des nains difformes et contrefaits, véritables petits monstres dont les riches habits ne masquent pas la laideur et les infirmités. Le tableau des *Ménines* est le plus célèbre[1]. Il montre dans quelle promiscuité la famille royale et ces êtres grossiers et difformes avaient l'habitude de vivre. Ils sont là, en effet, le nain Nicolasino Pertusano et la naine Barbola, au même titre que les lévriers ou les molosses qu'ils accompagnent souvent, dans l'angle de droite du tableau où Vélasquez a représenté les infants entourés des ménins, et derrière lesquels il s'est peint lui-même[2].

Un autre portrait de la naine Barbola, également attribué à Vélasquez se trouve au musée d'Auch. M. Ed. Garnier le décrit ainsi :

« La naine Barbola y est représentée de face, de grandeur naturelle et tenant un petit chien sur son bras droit, ses cheveux tombent dans toute leur longueur; elle est vêtue d'un corsage vert à basques et d'une jupe noire; elle est affreusement laide et on

1. Les ménins (méninos) étaient de jeunes garçons de haute naissance remplissant auprès de la reine, des infants et des infantes les fonctions de pages; mais ils étaient considérés comme étant de beaucoup supérieurs à ces derniers (Ed. Garnier.)

2. La faveur dont jouissaient en Espagne ces êtres monstrueux s'est perpétuée jusqu'à nos jours. Nous extrayons du carnet de voyage de l'un de nous la note suivante : « M. Madrazo, aujourd'hui âgé de soixante-douze ans, a vu, lorsqu'il avait six ans, des bouffons et des nains attachés à la personne des grands d'Espagne. L'évêque de Santander, en particulier, avait un bouffe, sorte d'idiot que l'on habillait en général et que l'on faisait chanter. » (M. Madrazo, communication orale.)

M. Hugues Le Roux rapporte dans un article paru dans le journal *le Temps*, du 3 décembre 1887, qu'il a connu un de ces grotesques attachés aux personnes royales :

s'explique difficilement, en voyant son portrait, comment des femmes jeunes et belles ont pu s'entourer de pareils petits monstres, à moins que ce ne soit — pour employer un terme de peinture — afin de leur servir de repoussoir. »

Pour en finir avec l'école espagnole nous signalerons un tableau de Carrèno de Miranda qui est actuellement dans une salle fermée du musée du Prado, à Madrid, et consacré à une monstruosité célèbre.

Voici la notice que lui consacre le catalogue *extenso*, et que M. Madrazo a bien voulu nous communiquer.

« N° 691. — Carrèno. Portrait d'une naine monstrueusement grosse, debout et de grandeur naturelle. »

Dans l'inventaire des tableaux qui existaient en 1686 au palais royal de Madrid, ce tableau figurait parmi les autres dus à Carrèno, décorant la chambre basse du prince, joint à un autre portrait de la même femme nue [1], et mal nommée dans ce document *la Monstrueuse*.

Au temps de Charles II on publia un papier dans lequel on racontait les circonstances de sa présentation au palais dans l'année 1680 à cause de sa grosseur phénoménale qui fit ordonner par le roi qu'on la pesât, et le document indiquait aussi son nom. Palomino raconte que Carrèno fit de cette *monstrueuse* nue un dieu Bacchus (sans doute, il a voulu dire un Silène) dont on fit beaucoup de copies qu'il retoucha. Le portrait original nu resta dans la maison royale jusqu'au commencement de ce siècle;

« J'ai connu pour ma part, dit-il, un de ces nains royaux, peut-être le dernier de sa race. Il faisait partie de la maison de la reine Marie-Christine d'Espagne. Il habitait près d'elle, dans la villa de Mont-Désir, à Sainte-Adresse, où la reine est morte en 1878.

« Ce nain était un affreux petit Espagnol, très barbu, très basané, qui avait une tête énorme et de minuscules jambes cagneuses. Il était vaniteux comme un paon, et redouté pour sa méchanceté. On le rencontrait toujours un cigare au coin de la moustache, la canne à la main. Il promenait les suivantes de la reine dans un petit panier attelé de deux poneys. Et il fallait le voir faire sa roue, à moitié enseveli sous les fraîches toilettes de ces jolies filles.

« Les derniers mois de sa vie, la reine Marie-Christine souffrit d'étouffements et l'on craignait à toute heure de la voir passer. Elle était déjà agonisante lorsque, dans la nuit du 23 août 1878, subitement elle sentit l'air lui manquer.

« La suivante qui la veillait s'étant endormie sur le fauteuil, la reine se leva sans bruit, et s'appuyant aux murs descendit, sans être aperçue, jusque sur la terrasse de la villa...

« Or, il advint que cette nuit-là, le nain était descendu pour boire en cachette aux offices. Il remontait l'escalier à moitié ivre, quand son pied butta contre une forme étendue au travers des marches.

« Rageur comme il l'était, l'avorton commença par frapper l'obstacle de sa botte, puis, comme rien ne bougeait il frotta une allumette à la muraille et se pencha pour voir.

« Il poussa un cri aigu qui réveilla la maison.

« — Dios! la reina!

« Des portes battirent, des flambeaux accoururent avec une grande rumeur de voix.

« Et, en travers de l'escalier, on trouva le nain évanoui sur le corps de Marie-Christine morte. »

1. Dans le portrait dont il s'agit ici la naine est vêtue d'une robe de soie à ramages.

le roi Ferdinand VII qui l'avait à la Jarzuela, en faisant faire un jour une classification de ses tableaux, en fit cadeau à son peintre Don Juan Galvez, à qui il fut acheté, selon ce que nous avons entendu dire, par l'infant Don Sébastien Gabriel.

C'est sans doute la *Monstrueuse nue* de Carrèno qui fut décrite comme *le portrait d'une naine nue représentée en Silène*, de Vélasquez, dans l'ouvrage *Spain and the Spaniards in* 1843, t. II, p. 20, par le capitaine anglais Widrington.

Au nanisme vient s'ajouter ici l'obésité [1].

Les œuvres dont il nous reste à parler appartiennent aux écoles allemande, flamande et hollandaise. De même que celles de l'école espagnole que nous venons de citer, elles sont presque toutes des portraits de nains ou de bouffons célèbres. Dans ces circonstances l'artiste n'avait pas à se mettre en frais d'imagination. Son œuvre vaut par la sincérité de la copie et les qualités d'exécution. Or les maîtres dont nous allons examiner les œuvres sont des premiers parmi les portraitistes de leur temps.

Mais, avant d'arriver aux portraits, nous signalerons un tryptique de Jean Gossaert, représentant *Jésus-Christ chez Simon le pharisien*, conservé au musée royal de Bruxelles, et dans lequel nous avons pensé reconnaître une figure de bouffon.

Au fond de la salle où Simon reçoit Jésus-Christ, les disciples sont assis à une autre table. Le personnage du milieu se verse à boire, et près de lui, une main appuyée sur son épaule, un individu de petite taille à la tête pointue et dont les traits rappellent la physionomie des bouffons, semble lui adresser quelque facétie, ainsi qu'il était dans l'habitude de ces sortes de personnages. En effet la tête est garnie de grandes oreilles, le nez, long et pointu, surmonte une bouche largement fendue, les yeux sont gros et saillants et toute la tête est comme déjetée de côté, inclinée sur l'épaule droite.

Will Summers, le célèbre bouffon de Henri VIII d'Angleterre, a eu la bonne fortune d'être peint plusieurs fois par le célèbre peintre de la cour Hans Holbein, qui lui a consacré deux tableaux où il est représenté seul avec des attributs qui servent à le caractériser. Dans l'un de ces derniers portraits gravé par F. Delaram, les lettres H. R. (Henricus Rex) sont gravées sur sa poitrine et il tient un cor à la main. Il nous apparaît petit, la tête volumineuse, les membres longs, le corps dissimulé sous de larges vêtements flottants.

Il existe en outre d'Holbein un beau portrait de Henri VIII, où le roi est accompagné

1. On peut rapprocher de cette naine monstrueuse transformée en Silène un tableau de Rubens du musée des Offices à Florence, et qui représente Silène avec une Bacchante. L'obésité du Silène y est poussée à ses dernières limites avec une grande vérité. Là encore nous sommes certainement en présence de la fantaisie d'un peintre qui s'est plu à copier dans la nature une monstruosité que le hasard lui a mis sous les yeux et qui l'a transformée aisément en personnage mythologique. De semblables masses graisseuses et charnues ont pu tenter le pinceau de Rubens. Il a fait ainsi lui-même la caricature de sa manière.

de son bouffon. Ce portrait est aujourd'hui à Londres dans la salle de réunion de la Société des antiquaires. Un autre portrait de Henri VIII avec son bouffon est une mi-

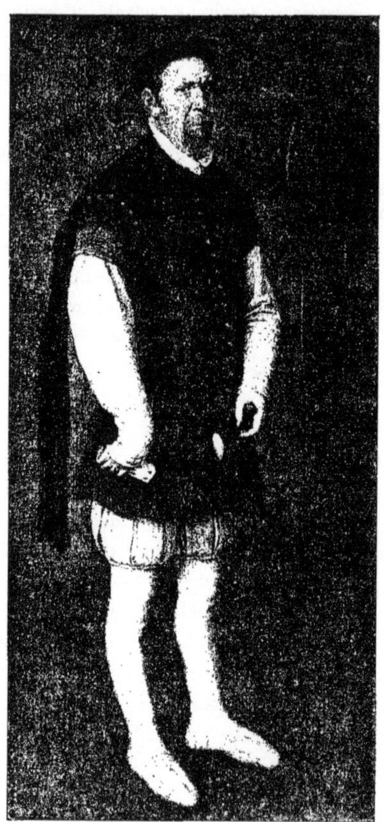

LE BOUFFON PÉJERON, PAR ANTONIO MORO.

Musée du Prado, à Madrid.

niature d'un psautier écrit par John Mallar, secrétaire et chapelain du roi, et conservé au British Museum.

Un des plus beaux portraits de nain que les peintres des cours royales nous aient laissés peut se voir au musée de peinture du Louvre. Il représente le fameux Brusquet, bouffon et nain de Charles-Quint. Il est d'un peintre hollandais de haute valeur et dont on peut admirer au même musée plusieurs autres portraits très remarquables, Antonis de Mor, Moor ou More, ou bien encore Antonio Moro [1].

Brusquet remplissait sa charge de bouffon avec éclat, et était doué, au dire des contemporains, de beaucoup d'esprit. « Il faut dire de lui, dit Brantôme, que ç'a été le premier homme pour la bouffonnerie qui fut jamais et qui sera, n'en déplaise à Morel de Florence, fut pour le parler, fut pour le geste, fut pour écrire, fut pour les inventions, bref pour tout, sans offenser, ni déplaire... On peut dire de lui, ajoute-t-il plus loin, qu'il est véritablement le maître de chœur des bouffons en titre d'office. »

Au physique le portrait d'Antonio Moro nous le représente avec une grosse tête, le buste long, les jambes courtes. Les traits du visage sont durs et grossiers, ils expriment la méchanceté. Revêtu d'un costume noir magnifique, coiffé d'un bonnet pointu, l'épée au côté, une masse d'armes dans la main droite, il pose la gauche sur un grand chien d'Espagne qui lui arrive à la hauteur de l'aisselle.

Le musée du Prado, à Madrid, possède du même maître un portrait d'un autre bouffon nommé Péjerou, et non moins remarquable que le précédent. Ce n'est pas un nain, mais il ne nous en offre pas moins les signes certains d'un état pathologique, que nous avons déjà nommé bien des fois et qu'il est si fréquent de rencontrer parmi cette catégorie d'individus spécialement et officiellement chargés de dilater la rate de leurs contemporains.

Les jambes courtes et grêles soutiennent un buste parfaitement développé, et on remarquera que les tibias ont subi l'incurvation caractéristique du rachitisme. Ces jambes légèrement tordues ne sont point la conséquence de l'inhabileté du peintre, et il faudrait bien se garder de prendre pour une erreur de dessin ce qui n'est que l'expression sincère de la nature. Une manche trop longue et qui retombe sur le poignet ne cache qu'imparfaitement la difformité de la main droite. Enfin le regard est dur, et la physionomie respire un air de profonde méchanceté.

Rubens, dont nous avons eu l'occasion, dans un autre ouvrage, d'exalter les œuvres qui personnifient des démoniaques, a peint avec non moins de réussite un type remarquable de nain, dans le portrait du comte *Thomas Arundel et sa femme* (à la Pinacothèque de Munich).

Le crâne est étroit, pourvu de grandes oreilles; la face offre un type bestial; la bouche est grande et lippue. Le torse long est mal supporté par les jambes courtes et grêles. Il paraît mal en équilibre sur de tels supports, et s'appuie de la main droite sur un grand lévrier, pendant que de l'autre il s'accroche aux plis d'une lourde tenture. Les membres supérieurs sont d'une longueur disproportionnée.

1. Le portrait du nain dont il s'agit avait été attribué par erreur dans l'ancien catalogue au peintre vénitien Torbido Moro.

Van Dyck a fait le portrait de deux nains de la cour d'Angleterre, célébrés par les qualités de leur esprit et par leur réputation de conformation physique irréprochable. Richard Gibson, qui eut une réputation de peintre miniaturiste, était attaché à la

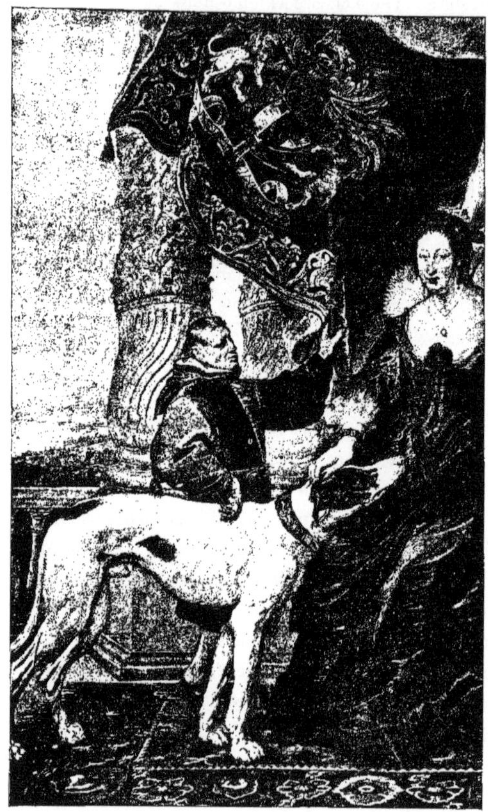

BOUFFON DANS LE PORTRAIT DU COMTE THOMAS ARUNDEL, PAR RUBENS.

Pinacothèque de Munich.

personne de Charles Ier en qualité de nain, et plus spécialement de page de la garde-robe; il épousa la naine de la reine Henriette-Marie, Anne Shepherd, qui était exactement de la même taille que lui (1 mètre 15).

Van Dyck a dessiné un portrait de Gibson, que possédait à la fin du siècle dernier

W. Hamilton, ambassadeur d'Angleterre à Naples. Il a peint également mistress Gibson dans le beau portrait de la duchesse de Richmond.

Gibson, à en juger par ses portraits et d'après le témoignage de ses contemporains, était fort bien proportionné dans sa petite taille et, suivant l'expression de ses biographes, « il possédait et exerçait tous les talents qui font le parfait gentleman[1] ».

Jeffrey, né en 1516, nain également attaché à la cour de Charles Ier, fut encore plus célèbre que Gibson. Van Dyck l'a représenté aux côtés de la reine Henriette-Marie dans le beau portrait qu'il a fait de cette princesse.

Les documents écrits ou figurés relatifs à ce nain célèbre sont nombreux. Sir Walter Scott les a résumés dans le portrait qu'il en trace dans un roman. « Jeffrey Hudson, quoique nain de la plus petite stature, n'offrait rien de contrefait ni dans sa taille ni dans sa physionomie. Sa grosse tête, ses longues mains et ses pieds étaient, à la vérité, disproportionnés; son corps et sa taille plus épais que ne l'auraient exigé les règles de la symétrie ; mais l'effet qui en résultait était plaisant sans avoir rien de désagréable... »

Daniel Mytens, peintre d'un talent réel, fort admiré sous les règnes de Jacques Ier et de Charles Ier, a laissé de lui plusieurs portraits.

Le plus célèbre est celui qui se trouve à Hampton Court. Jeffrey Hudson est représenté tenant un chien en laisse dans un paysage chaudement coloré dans le goût de Snyders et de Rubens[2].

Nous nous contenterons de signaler d'autres portraits du nain Gibson, dont nous avons parlé plus haut, et de son épouse, par sir Peter Lely, le peintre célèbre de la cour de Jacques II, de son vrai nom Peter van der Facs.

Nous ne quitterons pas l'école hollandaise sans parler d'un tableau de van der Venne, *la Pêche des âmes*, dans lequel on trouve sur la droite et au premier plan une figure de nain qui nous ramène au type difforme et contrefait. Vêtu d'un superbe habit de cour, l'épée au côté, il montre sa grosse tête et ses jambes cagneuses. Il est accompagné d'un petit chien et des enfants du peuple le montrent du doigt, avec un geste de moquerie, pour sa grave prestance et toute sa personne pleine de prétention.

Il existe de nombreuses estampes de ce siècle et du siècle dernier, consacrées à la célébrité des nains exhibés en public. Nous ne nous y arrêterons pas. Ces œuvres d'art, destinées à la publicité, sont pour la plupart d'un mérite secondaire, un certain nombre n'étaient que de simples réclames, vendues au profit de l'être extraordinaire dont l'image était nécessairement flattée.

1. Ed. Garnier, *loc. cit.*, page 122 et 124.

2. Walpole, dans ses *Anecdotes of Painting* parle de ce portrait comme se trouvant au palais de Saint-James. Il signale les autres portraits suivants : un à Hampton-Court et dans lequel Jeffrey porte un habit rouge. Mytens l'a peint également dans le tableau où il a groupé Charles Ier et son épouse, tableau qui appartenait au feu comte de Dunmore.

LES INFIRMES

Les œuvres d'Hippocrate prouvent que l'amputation des membres a été pratiquée de toute antiquité. Il a donc existé de tout temps des infirmes, privés accidentellement ou à la suite d'une opération, d'un bras ou d'une jambe.

Mais, ainsi que nous l'avons vu, l'antiquité n'aimait pas à reproduire dans les œuvres d'art les difformités humaines, et ces mutilés ainsi que les infirmes, quels qu'ils soient, n'ont été le sujet dans l'art antique que d'un très petit nombre de représentations.

Nous ne reviendrons pas ici sur les quelques exemples que nous avons cités précédemment, relatifs aux bossus, aux rachitiques, aux nains, aux maigres ou aux obèses. Mais nous voulons signaler quelques représentations antiques, fort curieuses, d'amputés pourvus des appareils de protèse chirurgicale que nécessitait leur infirmité, et sur lesquels M. Rivière a récemment attiré l'attention du monde médical.

Une première preuve de l'usage des appareils de prothèse chirurgicale chez les anciens avait été trouvée dans la peinture d'un vase, conservé au Louvre, et qui paraît appartenir à la fin du IVe siècle avant l'ère chrétienne.

A. de Longpérier a ainsi décrit cette peinture : « Un vase sur lequel on voit un satyre comique dont la jambe droite, repliée et pour ainsi dire dissimulée, s'ajuste sur un long bâton que la personne tient de la main gauche, combinaison qui arrive à imiter une jambe de bois. Cette invention comique d'un mime, ajoute-t-il, ne serait guère explicable, si elle n'avait pas eu pour raison d'être l'imitation d'un état de chose réel. Elle nous semble donc démontrer l'usage des jambes de bois, dans l'Italie méridionale du moins, contrée à laquelle appartient le vase que nous venons de citer. » « Cette peinture, ajoute M. Émile Rivière, représente en effet une sorte de mime ou de bateleur...

Mais, le côté le plus important pour nous de cette peinture est la forme et la disposition du membre inférieur droit.

« La jambe du « satyre comique » de A. de Longpérier n'a pas été amputée, elle est repliée, non pas à angle droit sur la cuisse dans la position de l'homme qui marche sur le genou, et l'extrémité supérieure et antérieure du tibia reposant dans l'échancrure d'un

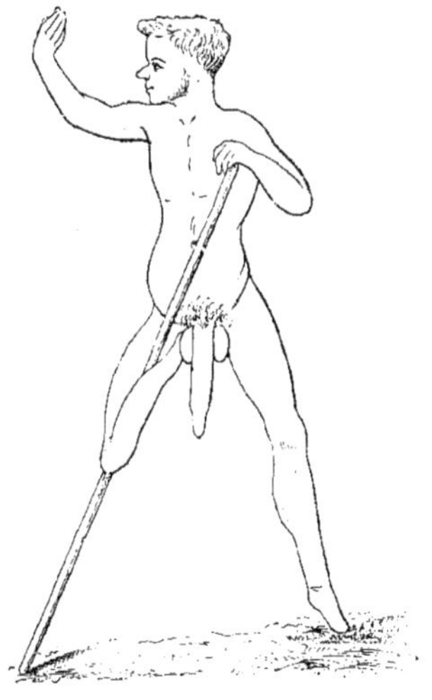

SATYRE COMIQUE. PEINTURE D'UN VASE CONSERVÉ AU LOUVRE.

pilon, comme dans la mosaïque de Lescar, par exemple, dont nous parlerons plus loin.

« Elle n'est pas non plus dans une situation qui résulterait de la flexion exagérée de la jambe sur la cuisse, de telle sorte que le talon vienne s'appliquer contre la fesse du même côté. Elle est repliée, au contraire, comme par une sorte de dislocation complète — qu'on nous permette le mot — de l'articulation fémoro-tibiale, si bien qu'il y aurait une luxation, j'oserais dire plus que complète du tibia, luxation absolument fantaisiste avec arrachement des téguments articulaires, des tendons, des fibres musculaires, etc. Avec une pareille disposition des parties osseuses, le fémur ne reposerait plus que par son condyle interne butant contre la tubérosité interne de l'extrémité supérieure du tibia.

« Dans cette position absolument anormale, même chirurgicalement parlant, et quel que soit pour ainsi dire le traumatisme qui en aurait été la cause (à moins encore qu'il ne s'agisse de quelque anomalie congénitale), la jambe se trouve remontée le long de la face interne de la cuisse du même côté, c'est-à-dire de la cuisse droite, et le pied droit vient s'appliquer contre la région sous-pubienne dans le sillon de séparation de la cuisse et du testicule droit qui masque la pointe du pied.

« Voici pour la forme du membre inférieur droit, tel que la peinture rouge clair sur fond noir nous le représente.

« Comme moyen de sustentation du membre, nous n'avons pas ici un pilon comme sur le fragment de vase que nous allons décrire tout à l'heure, mais une sorte de long bâton que l'individu même, bateleur ou satyre comique, tient de la main gauche et sur lequel il s'appuie. Ce bâton qui repose, par son extrémité inférieure sur le sol, longe la face

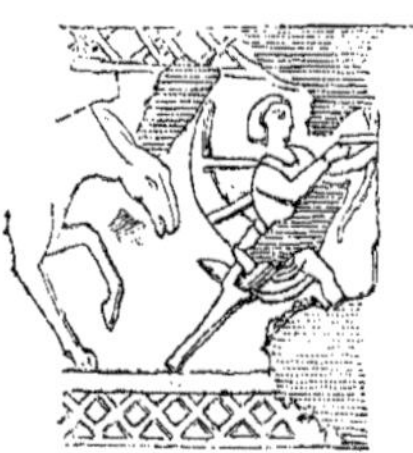

FRAGMENT DE MOSAÏQUE. CATHÉDRALE DE LESCAR.

antérieure de la cuisse et la jambe droite repliée, passant entre elles deux, remonte obliquement au-devant du tronc et gagne le côté gauche du thorax jusqu'un peu au-dessus et en dehors du mamelon gauche, c'est-à-dire au devant des quatrième et troisième côtes gauches, où la main le saisit par son extrémité supérieure et s'y appuie. Quant au membre inférieur gauche, il est normal, plus ou moins grossièrement représenté, du moins quant à sa terminaison, de telle sorte que le pied se devine beaucoup plus qu'il ne se voit réellement[1]. »

Mais il existe en outre deux spécimens dont l'importance est capitale puisqu'ils représentent non plus la simulation d'une amputation et l'imitation d'un appareil prothétique, mais la réalité même de l'infirmité et le moyen destiné à y remédier.

Le premier est la célèbre mosaïque de la cathédrale de Lescar, sur la date de laquelle les archéologues sont divisés : mosaïque gallo-romaine pour A. de Longpérier, M. E. Rivière, M. Léon Palustre; mosaïque du XIIe siècle pour M. L. Raymond. Toutefois cette dernière opinion nous paraît aujourd'hui victorieusement combattue.

Sans nous étendre ici sur les raisons qui confirment cette manière de voir, nous nous contenterons de rapporter la description que M. L. Raymond a donnée autrefois de la partie de cette mosaïque qui nous intéresse plus particulièrement.

1. *Prothese chirurgicale chez les anciens : Deux jambes de bois à l'époque gallo-romaine*, par E. Rivière (*Gazette des hôpitaux* du 17 novembre 1883).

« A gauche, sur une longueur de 5 mètres 64 et une largeur de 1 mètre 68, on voit d'abord une inscription, puis un chasseur nègre, dont la jambe droite privée du pied, est repliée et s'appuie sur la fourche d'une jambe de bois. Cet homme, tête nue, le front dégarni, les cheveux rejetés en arrière, tend son arc pour lancer un trait; derrière lui pend son cor attaché par une courroie. Après ce singulier personnage viennent un mulet et une bête féroce attachée par le cou à la queue de cet animal[1]. »

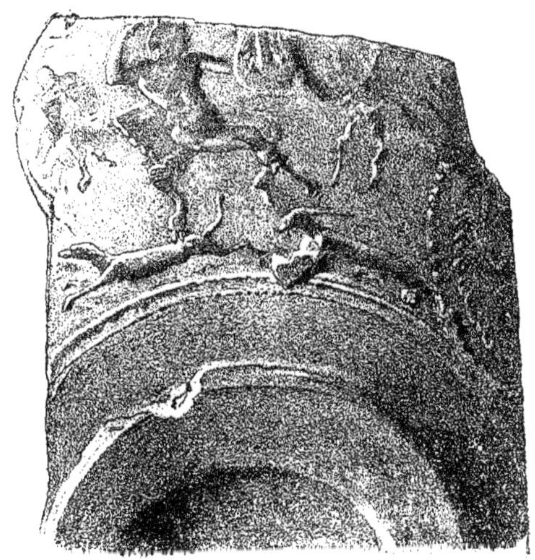

FRAGMENT DE POTERIE.

« L'homme à la jambe de bois est peut-être un Maure, » ajoute un peu plus loin M. L. Raymond.

On constate la représentation parfaite d'un pilon exactement semblable à ceux dont on se sert encore de nos jours. Le genou y prend un point d'appui, la jambe étant fléchie à angle droit. On voit, en effet, proéminer en arrière la jambe mutilée.

Le second spécimen dont il nous reste à parler est un fragment de poterie ancienne trouvé à Paris à la fin de l'année 1862, ou dans les premiers jours de l'année 1863, dans les travaux de terrassement pratiqués dans le jardin de l'hôtel de Cluny. M. Rivière, qui l'a fait connaître, en donne la description suivante :

« Ce fragment représente en bas une chasse où l'on voit un lièvre, non pas poursuivi par des chiens, mais placé de telle façon qu'il semble poursuivre, au contraire, l'un de

1. Cité par M. Rivière, *loc. cit.*

ces animaux. Le lièvre est parfaitement reconnaissable à ses longues oreilles. Au-dessus de cette chasse, on aperçoit un homme entièrement nu, d'une forte musculature, remarquable par le développement de sa cage thoracique. Le col est gros et court, et la tête forte, vue de profil, est pour ainsi dire rentrée dans les épaules : elle porte une longue chevelure qui semble rejetée en arrière ; le nez est proéminent. Le bras gauche est étendu et la main du même côté tient une lyre, tandis que le bras droit est relevé au-dessus de la tête dans une sorte de geste théâtral. L'individu est assis sur le bord d'un siège antique aux pieds en griffe de lion. Sa jambe gauche est repliée à angle droit sur la cuisse du même côté, de telle sorte que le pied qui lui appartient, en passant derrière la jambe droite, pourrait être pris, au premier abord, pour le pied droit. Quant au membre inférieur droit, dont les reliefs sont très nettement accusés, il n'est pas complètement étendu, mais il affecte une légère flexion à angle très obtus de la jambe ou plutôt de son moignon avec la cuisse. Cette jambe, en effet, a dû être mutilée par une amputation soit naturelle et résultant de quelque gangrène, de quelque modification consécutive à un traumatisme ou à une lésion quelconque, soit chirurgicale et pratiquée au-dessous du genou, à peu de distance du lieu d'élection. C'est ainsi que le moignon qui termine la jambe légèrement renflé au niveau des muscles qui commencent le mollet, repose sur un véritable pilon d'une forme tout à fait spéciale, complètement différente de la jambe de bois représentée sur la mosaïque de Lescar et absolument inconnue. En effet, droit et cylindrique dans sa partie moyenne, il s'élargit tout à coup et considérablement à ses deux extrémités : en haut, pour former une sorte de plateau concave, sur lequel la jambe doit être solidement fixée et prendre un point d'appui ; en bas, pour se bifurquer de façon à rendre la marche sinon peut-être plus facile, du moins plus assurée[1]. »

Les miracles ont fourni à l'art chrétien maintes occasions de mettre en scène des infirmes de tous genres. Sur les sarcophages chrétiens antiques cette tendance est déjà très accusée. Parmi les bas-reliefs dont ils étaient déjà ornés, les sujets les plus fréquemment à la mode sont : la *piscine probatique*, la *guérison de l'hémorrhoïsse*, de *l'aveugle*, du *paralytique*, la *résurrection de Lazare*.

Tous ces motifs, auxquels sont venus dans la suite s'adjoindre d'autres tirés également des livres sacrés, ont été reproduits à satiété par l'art religieux des époques qui ont suivi jusqu'à nos jours. Nous pouvons donc faire là une ample moisson. Nous nous contenterons pour l'instant de signaler, au milieu de beaucoup d'autres, quelques œuvres particulièrement remarquables, et qui, au point de vue où nous nous plaçons, présentent le plus haut intérêt.

1. E. Rivière, *loc. cit.*

Dans la célèbre fresque du *Triomphe de la mort*, du Campo Santo, de Pise, et que nous décrirons plus loin en détail, se trouve un groupe de misérables qui méritent d'être cités tout d'abord. Ces malheureux atteints de toute sorte d'infirmités, boiteux, aveugles, culs-de-jatte, mutilés, etc... implorent vainement la mort, et lui demandent avec des gestes désespérés de mettre un terme à leurs souffrances.

Nous attirerons surtout l'attention sur le malheureux assis au centre du groupe dont les deux mains crispées sont d'un dessin qui, sans serrer de très près la nature, n'en reproduit pas moins assez exactement les contractures des membres supérieurs. Le bras droit, qui retient la béquille, est d'une attitude bien observée, avec la flexion du poignet et des doigts.

Un des compartiments de la porte du Baptistère de Florence, due à Andrea de Pise,

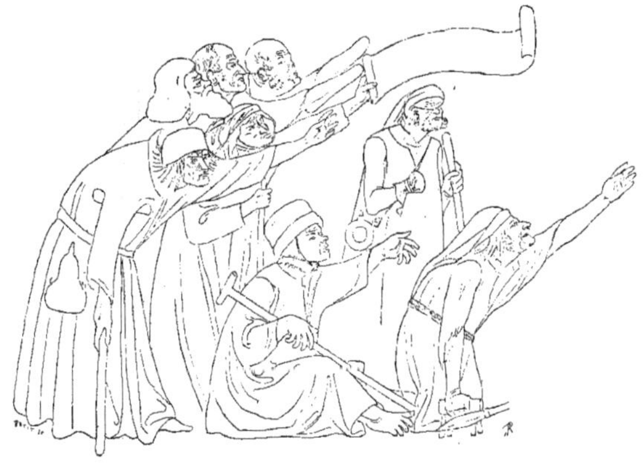

GROUPE DES INFIRMES DANS LE TRIOMPHE DE LA MORT.

Campo Santo. Pise.

montre le Christ guérissant les malades. L'un de ces derniers est un infirme dont les deux pieds atteints de la malformation du pied bot sont représentés avec soin. A la difformité spéciale du pied, s'ajoute l'amaigrissement de la jambe, relation fréquente et parfaitement bien notée et figurée.

Une ancienne fresque de Florence (Cappellone degli Spagnoli) représente une réunion remarquable d'infirmes de toute sorte. Cette peinture est attribuée à Taddeo Gaddi ou à Andrea de Florence.

Quel qu'en soit l'auteur, cette œuvre appartient à l'école du grand réformateur de la peinture en Italie, Giotto, qui sut le premier rompre avec la tradition byzantine pour introduire dans ses compositions la clarté, l'émotion, en un mot la vie réelle. Malgré des incorrections de dessin et des fautes de perspective, nous avons été frappés de nombreux détails absolument typiques, et qui montrent avec quel soin ces anciens

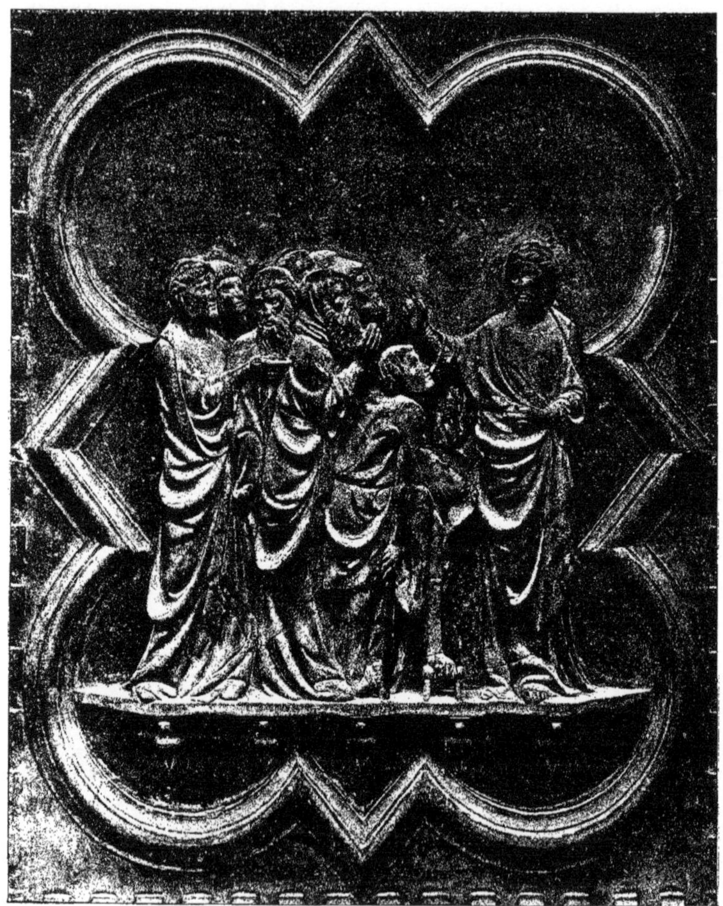

UN COMPARTIMENT DE LA PORTE DU BAPTISTÈRE DE FLORENCE, PAR ANDREA DE PISE.

maîtres cherchaient à imiter la nature. Le but de leur art était d'instruire, d'édifier et surtout d'émouvoir. Aussi leur œuvre, dans la représentation des difformités physiques,

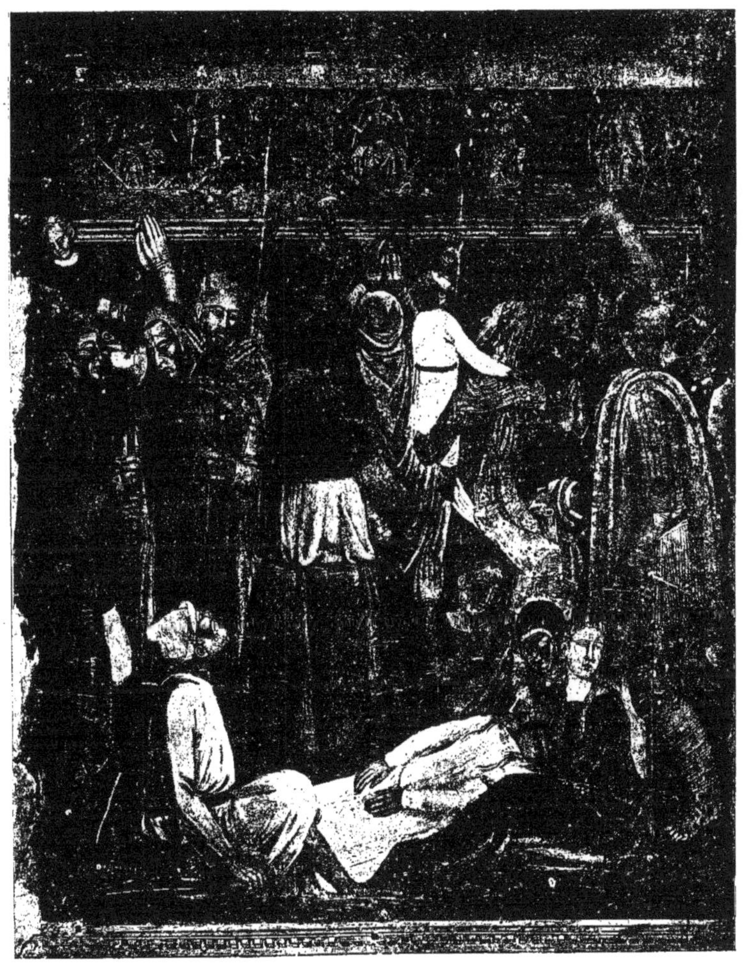

FRESQUE ATTRIBUÉE A TADDEO GADDI, OU A ANDREA DE FLORENCE.

Cappellone degli Spagnoli. Florence.

s'offre-t-il à nous avec un accent de sincérité d'autant plus grand que l'art ne s'était pas voué au culte exclusif de la beauté et n'était point tourmenté de la recherche de l'idéal.

La fresque qui nous occupe nous montre des infirmes demandant la santé à saint Dominique. Ils sont nombreux et forment la majorité de la foule compacte qui emplit la composition. Au milieu, une jeune fille est étendue à terre, le haut du corps seulement soutenu par deux femmes. Pas la moindre recherche dans l'arrangement de cette figure, les bras reposent inertes, ramenés sur le devant du corps; la tête est inclinée à droite, la bouche légèrement entr'ouverte, et les globes oculaires convulsés en haut présentent un léger degré de strabisme. Si l'on ajoute à ces différents caractères un certain degré de roideur de tout le corps, nous pouvons reconnaître là, sans trop nous aventurer, une crise de sommeil léthargique, image de la mort.

Le cul-de-jatte qui se trouve sur la gauche, a le nez à demi rongé par un ulcère; ses jambes atrophiées le condamnent à se traîner sur son siège emprisonné dans la jatte traditionnelle, au moyen de ses mains munies de petits chevalets semblables à ceux que nous voyons encore aujourd'hui aux infirmes de nos rues, et comme nous en retrouvons fréquemment dans les représentations artistiques analogues. Sur la droite, un malheureux béquillard montre une jambe œdématiée enveloppée d'une bande qui laisse à découvert le pied tuméfié et couvert d'ulcères.

A l'extrémité opposée de la fresque, un aveugle, tenant un bâton de la main droite, a cette attitude rigide bien observée et que nous retrouvons dans d'autres œuvres remarquables. La tête est droite; le faciès impassible contraste avec la figure toute pleine de compassion du moine qui s'approche de lui.

Mais nous avons encore à relever d'autres difformités peut-être encore plus typiques. Tout au milieu de la fresque, un homme porte sur ses épaules un enfant qui lève au-dessus de sa tête ses deux bras atrophiés, terminés par des mains difformes. Le buste de cet enfant est droit et bien conformé. S'il est porté, c'est que ses jambes sont également malades; on peut distinguer en effet un pied enveloppé de bandelettes. S'il nous fallait désigner la maladie qui a réduit ce pauvre être à ce degré d'infirmité, nous ne craindrions pas de nous tromper en disant que c'est la « paralysie infantile » (maladie ancienne, bien que récemment nommée et décrite) qui a fait tout le mal.

Enfin on peut distinguer dans le haut de la fresque à droite un bras levé qui appartient à un individu dont on ne voit que la tête. La main n'est nullement contrefaite, l'avant-bras seul découvert paraît bien musclé; ici, pas trace d'atrophie musculaire. Mais on remarque une flexion du poignet absolument caractéristique. Toute simple que puisse paraître cette attitude, elle offre un aspect si spécial que le peintre l'a certainement copiée sur nature. C'est bien là cette « chute de poignet » conséquence immédiate du défaut d'action des muscles extenseurs et dont la cause réside dans une *paralysie du nerf radial.*

Nous signalerons seulement en passant un infirme d'une fresque de Giralomo del Santo, à Padoue, et représentant la translation du corps de saint Antoine.

Assis dans l'angle inférieur de droite, il a relevé sa robe pour montrer la jambe gauche considérablement émaciée et enfermée jusqu'au genou dans un volumineux bandage. On peut néanmoins se rendre compte de la malformation du pied emprisonné dont la pointe dirigée en bas semble présenter l'attitude du *pied bot équin*.

Dans la chapelle de Nicolas V, au Vatican, une des dernières œuvres du peintre

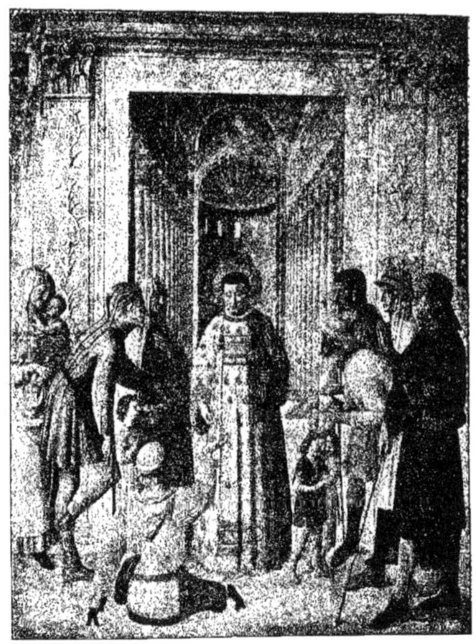

FRESQUE DE BEATO ANGELICO.

Chapelle de Nicolas V au Vatican.

angélique, Fra Giovani da Fiesole, surnommé Beato Angelico, fait voir saint Laurent donnant l'aumône aux malheureux et aux infirmes. Nous n'avons pas à rappeler ici les qualités éminentes de celui qui a porté l'art chrétien à un point de perfection qui n'a pas été dépassé. Mais nous pouvons dire que les deux figures d'infirmes, qui se traînent à gauche, sont traitées avec l'accent naïf de vérité et la franchise d'observation familière qui distinguent son génie. Une figure d'aveugle est un chef-d'œuvre du genre, et nous y reviendrons plus loin.

La grande époque de l'art en Italie est représentée, dans notre collection des diffor-

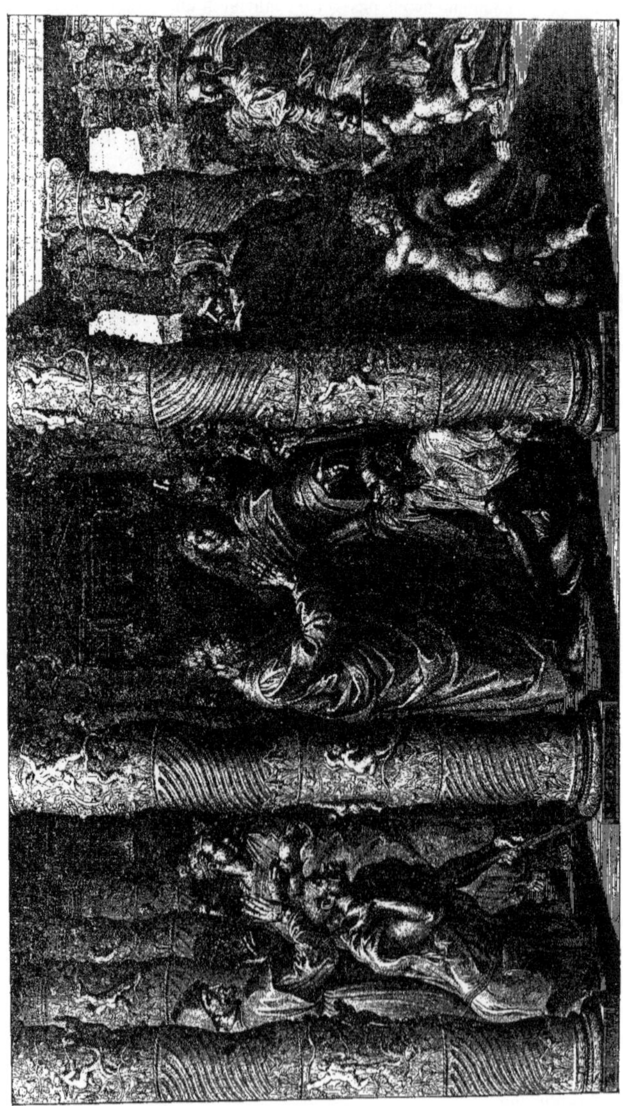

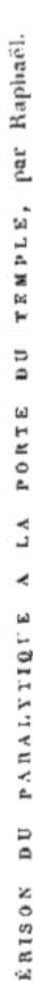

GUÉRISON DU PARALYTIQUE A LA PORTE DU TEMPLE, par Raphaël.

mités reproduites par l'art, par le chef même de l'école romaine, Raphaël Sanzio. Nous avons déjà vu, dans un précédent mémoire à propos du jeune démoniaque de la *Transfiguration*, comment ce maître illustre avait de parti pris éludé la représentation exacte de la nature, et comment, par une sorte de compromis entre le naturalisme et la convention, il n'avait réussi qu'à composer une figure contradictoire au point de vue spécial de la critique scientifique; pendant que plus heureux, d'autres maîtres tels que André del Sarte, le Dominiquin, etc., avaient pu éviter l'horreur de semblables scènes tout en restant dans les limites étroites de la vérité stricte.

Dans la représentation de la difformité, Raphaël a su, dans une œuvre capitale, serrer de plus près la réalité. Nous aurons néanmoins quelques réserves à faire.

Nous ne parlerons pas ici du portrait d'Inguirami (palais Pitti) dont le strabisme est reproduit avec l'accent le plus sincère, bien que le peintre ait cherché à en diminuer le degré par la direction générale donnée au regard. Dans une étude au crayon pour un des anges du couronnement de la Vierge (dessin conservé au musée Wicar, de Lille), Raphaël a copié son modèle avec une fidélité qui a été jusqu'à indiquer très exactement un léger défaut physique. Si l'on examine l'œil droit, on constate en effet ce renversement de la paupière inférieure que la pathologie désigne sous le nom d'ectropion[1].

Mais l'œuvre de Raphaël où la difformité tient une place importante, se trouve aujourd'hui au musée de South Kensington. Elle fait partie de la première série de tapisseries destinées à la chapelle Sixtine, et dont les cartons avaient été commandés à Raphaël par Léon X. Elle devait représenter les *Actes des apôtres*.

Le carton qui nous intéresse en ce moment, désigné sous le nom de « la Guérison du boiteux », représente les apôtres saint Pierre et saint Jean rendant la santé à un infirme à la porte du temple. L'élément décoratif y joue un rôle important sans nuire toutefois à l'intérêt dramatique du sujet. Le milieu de la composition est occupé par un infirme assis à terre, et qui étale au grand jour ses jambes et ses pieds contrefaits.

Saint Pierre d'un geste impératif soulève le poignet gauche du malade qui, l'œil fixe et bouche bée, semble encore douter de la possibilité d'un tel bonheur. Dans le coin à gauche un second infirme à genoux se penche appuyé sur un bâton.

Nous attirerons tout d'abord l'attention sur les deux têtes des infirmes, dont les physionomies offrent entre elles de grandes analogies. Elles ont un accent d'originalité bien particulier et qui nous paraît puisé dans une juste observation de la nature. Telle déformation des membres, qui semble un mal tout local, relève souvent d'une affection générale dont les stigmates se retrouvent généralement sur d'autres parties du corps, souvent fort éloignées du siège de l'infirmité. Parmi ces maladies constitutionnelles qui impriment leur sceau sur la physionomie, tout en produisant dans les extrémités

1. Muntz, *Raphaël et son temps.*

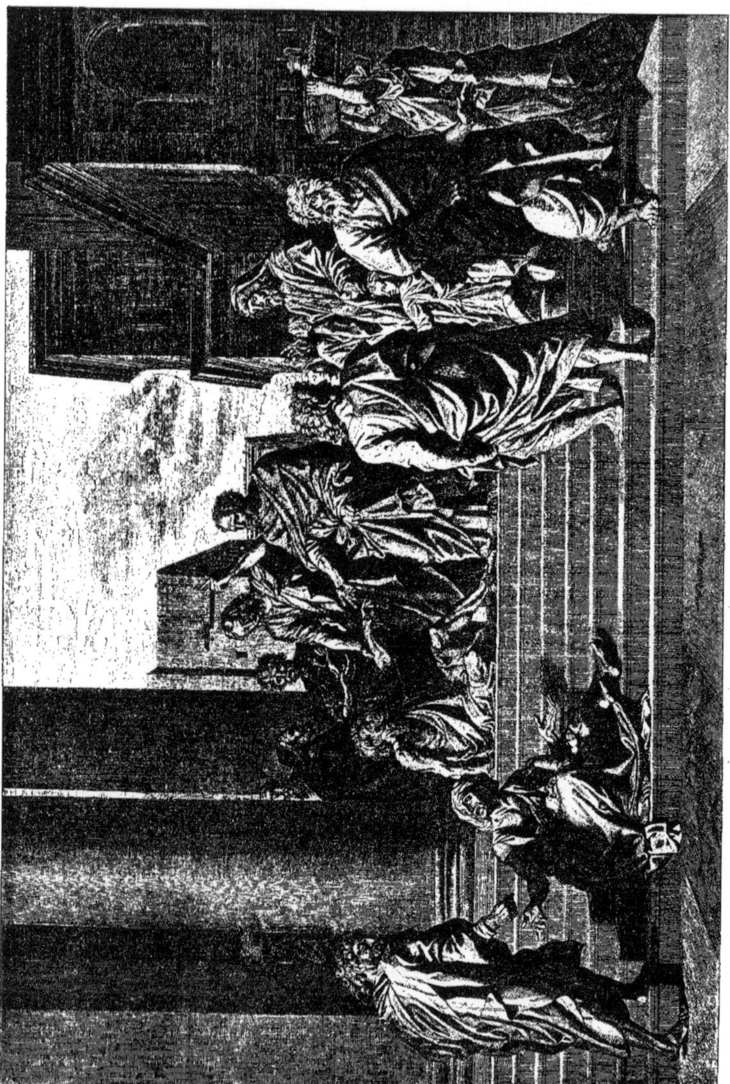

GUÉRISON DU PARALYTIQUE A LA PORTE DU TEMPLE, par Nicolas Poussin.

ces lésions qui conduisent à des déformations permanentes, nous pouvons citer au premier rang le rachitisme. Or, il nous semble précisément que Raphaël, dans les figures de ces deux infirmes, a cherché à reproduire les traits généraux du facies rachitique. Ce facies, qui chez les enfants en bas âge présente un aspect si singulier avec son expression de tristesse et son masque de sénilité précoce, garde toujours dans la suite quelque chose de caractéristique qui peut s'analyser ainsi : crâne plus ou moins déformé, front quelquefois saillant, d'autres fois bas et fuyant; oreilles larges et détachées; face amaigrie ridée, pommettes saillantes; orbites creux au fond desquels les yeux paraissent plus brillants; nez écrasé à sa racine, élargi et relevé à sa base; bouche largement fendue, édentée, mâchoire saillante, barbe rare... La plupart de ces traits se retrouvent sur les infirmes que Raphaël met en scène dans « la Guérison du boiteux ».

Le grand chef de l'école romaine a été tellement frappé de ce facies si caractéristique qu'il en a fait en quelque sorte l'apanage exclusif des infirmes et des estropiés. Nous en pouvons reconnaître quelques traits chez le paralytique du « Sacrifice de Lystra », une autre composition de la série des « Actes des apôtres ». Ici, le miracle est consommé, le paralytique a jeté ses béquilles, il est guéri. Cet homme que saint Luc nous dépeint ainsi : « Il y avait à Lystra un homme perclus des jambes qui était boiteux de naissance et qui n'avait jamais marché », a vu ses membres inférieurs se redresser et reprendre leur vigueur, ainsi que le peut constater le spectateur incrédule qui soulève le pan de son vêtement, mais il garde sur sa figure les marques de la maladie qui l'avait rendu infirme. Par la face, il reste le frère des pauvres infirmes de « la Guérison du boiteux ». Examinons maintenant comment, dans cette dernière œuvre, Raphaël a représenté la difformité elle-même. Les membres inférieurs sont courts, légèrement amaigris, les articulations noueuses, le tibia droit légèrement incurvé. Il nous paraît difficile d'accuser plus discrètement, tout en restant dans la vérité, les signes du rachitisme. Mais, là où nous devons faire quelques réserves, c'est sur les déformations des pieds. Les orteils du membre gauche sont étrangement tordus, et le pied droit a subi une sorte de torsion sur son axe qui nous semble devoir s'expliquer difficilement. Le pied nous montre sa face plantaire pendant que la jambe est vue par sa face antérieure. C'est là une déformation dont le mécanisme nous échappe et qui ne nous paraît pas s'accorder avec l'état du reste du membre, dont la musculature est alors trop accentuée. En un mot, il y a entre ces deux segments du membre inférieur une sorte de contradiction. Et nous sommes en droit de nous demander si Raphaël, dans la représentation de la jambe mise en pleine lumière, n'a pas, de parti pris, atténué les déformations que le pied qui la termine ferait supposer beaucoup plus accentuées.

Dans la figure de l'infirme qui occupe l'angle droit de la composition, les membres inférieurs sont en partie masqués par une colonne. Mais on n'en remarque pas moins une disproportion flagrante entre le tronc et les cuisses, ce qui est l'indice d'un arrêt de développement parfaitement légitime dans la circonstance.

Dans une des fresques de la chambre de Constantin, au Vatican, qui représente la *Donation de Rome*, il existe au premier plan, à droite, un infirme qu'on ne saurait attribuer à Raphaël. On sait que toutes les fresques de cette salle ont été exécutées, après la mort du Sanzio, par ses élèves. C'est d'ailleurs un infirme qui paraît assez bien se

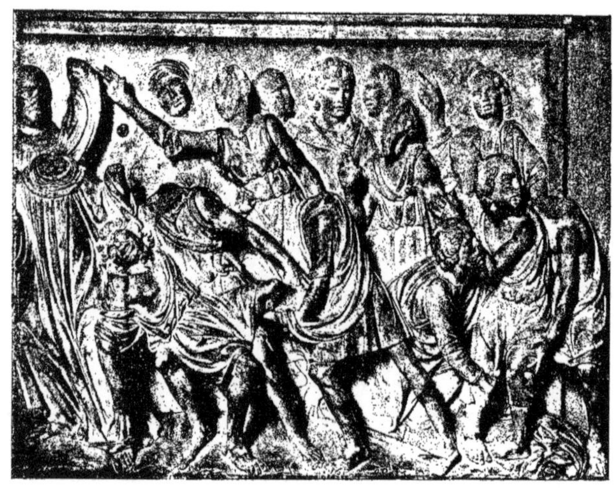

FRAGMENT DU TRANSPORT DU CORPS DE SAINT JEAN GUALBERT. BAS-RELIEF DE ROVEZZANO.

Musée des Offices. Florence.

porter. Cet homme musclé comme un hercule se traîne sur les genoux, les jambes attachées sur des espèces de longs coussinets. Le mouvement de la tête cache complètement le visage; les jambes, à en juger par leur volume et les reliefs musculaires qu'elles accusent, n'ont pas un air de santé moins robuste que le reste du corps.

La guérison du paralytique à la porte du temple par saint Pierre et saint Jean a donné naissance à plusieurs autres œuvres remarquables.

Sans parler de la gravure d'Albert Dürer qui, au lieu du boiteux du livre sacré, a mis en scène un lépreux que nous décrirons longuement plus loin, nous pouvons citer deux tableaux importants. L'un est de Ludovicus Cigolius, et nous nous contenterons de le mentionner, le paralytique ne présentant rien de spécial qui puisse nous intéresser. Il n'en est pas de même du second tableau dont nous voulons parler et qui est d'un maître français de premier ordre, Nicolas Poussin.

Assis à terre sur les marches du Temple, le boiteux est un homme encore jeune dont le pied gauche offre un type de contracture en pied bot équin direct. La bonne musculature de la jambe malade et l'état général du sujet qui n'est pas trop émacié nous permettent de conclure que le boiteux représenté par Nicolas Poussin offre toutes les apparences d'un sujet hystérique atteint de contracture localisée au pied.

Nous signalerons également une gravure, d'après un dessin du peintre hollandais Martin Van Heemskerck, retraçant la même scène. Comme ailleurs, c'est saint Pierre qui opère le miracle en prenant la main du malheureux, qui est ici un *hémiplégique* par-

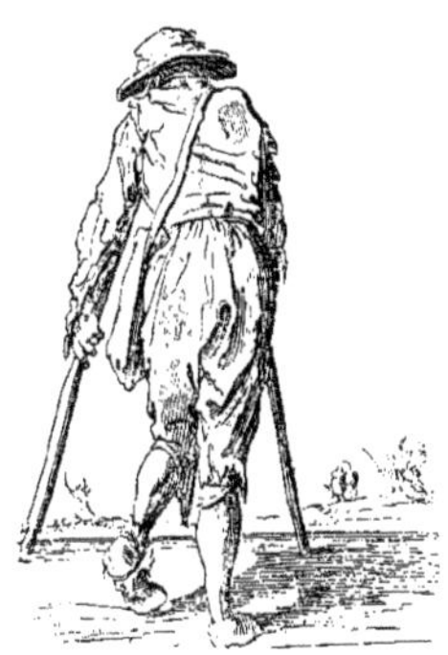

UN INFIRME. EAU-FORTE PAR CALLOT.

faitement caractérisé. La paralysie du côté gauche du corps a entraîné la déformation du pied et de la main de ce côté. L'aspect de ces parties en même temps que la localisation du mal à un même côté du corps trahissent une juste observation de la nature.

Une toile peinte du XVIe siècle, appartenant à l'hôpital de Reims, met en scène autour de la piscine probatique une collection d'infirmes et de malades de toutes sortes. Nous y relevons, relativement aux mutilés, un détail que nous retrouvons dans un grand nombre de gravures de l'époque. La section du membre est nette et laisse voir en son milieu la coupe de l'os qui dépasse même quelquefois. C'est là un trait qui ne peut avoir été emprunté qu'aux étals des bouchers. Inutile d'insister sur le côté conventionnel d'un tel mode de représentation de la mutilation.

Un bas-relief de Benedetto da Rovezzano, au musée des Offices, à Florence, représente la translation du corps de saint Jean Gualbert. Le corps du saint est porté par des moines, et tout autour se pressent des malades dans l'espoir d'une guérison. Dans le coin à gauche, une jeune fille est étendue à terre, plusieurs personnes s'empressent autour d'elle. Tout à côté un infirme se panse la jambe.

Sur la droite on amène un possédé, et tout à fait dans l'angle se passe une scène touchante qui nous intéresse plus particulièrement, et sur laquelle nous allons insister. Un jeune infirme a laissé tomber sa béquille, et deux hommes s'apprêtent à le soulever pour l'approcher de la sainte dépouille. L'enfant se laisse faire, les mains jointes, partagé entre la crainte et l'espoir, heureux du secours qu'on veut bien lui prêter, car l'état de ses pauvres jambes ne pouvait lui permettre qu'une marche laborieuse et bien difficile. En effet ses pieds, bien qu'ils reposent à terre, sont tordus la pointe en dedans, et les membres inférieurs dans toute leur étendue, le droit surtout, paraissent roides. Ces pieds bots ont quelque chose de très caractéristique : on remarquera que les muscles des jambes ne sont pas atrophiés et que les pieds, bien qu'immobilisés dans une attitude vicieuse, ne sont le siège d'aucune déformation.

C'est bien l'aspect de ces contractures hystériques des membres inférieurs si fréquentes chez les jeunes sujets. Il se dégage de cette figure un tel accent de sincérité et de vérité, qu'elle pourrait servir de thème à une longue dissertation scientifique sur les accidents de l'*hystérie locale*.

Nous ne citerons que pour mémoire les gueux et les bohémiens de Jacques Callot. Dans cette suite d'estampes si originales et si curieuses, il n'est pas rare de rencontrer de pauvres infirmes, des bossus et des boiteux... Celle que nous avons fait reproduire est particulièrement intéressante pour nous. La torsion du pied qui constitue le *pied bot* y est fort bien observée.

Enfin nous signalerons, sans nous y arrêter, la célèbre fresque de Goya dans la coupole de San Antonio de la Florida, à Madrid.

On y voit un paralytique guéri par saint Antoine de Padoue.

C'est tout simplement un homme très pâle, très maigre, très laid, roide dans les jointures et comme soudé.

LES AVEUGLES

La première à citer parmi les œuvres d'art représentant des personnages atteints de cécité est le célèbre buste d'*Homère*, du musée de Naples. Nous n'avons pas à nous étendre sur les qualités de premier ordre de ce morceau de sculpture. Nous nous bornerons à signaler le mouvement expressif des yeux, qui nous paraît admirablement rendu. Ces yeux inégalement ouverts, au-dessus desquels le sourcil s'élève, dans un vain effort, comme pour faciliter l'accès désormais inutile de la lumière du jour, sont bien les yeux d'un aveugle.

Il est en effet très curieux d'observer que la cécité imprime souvent à tout le corps une attitude spéciale d'ailleurs bien connue

Sur la physionomie on constate le relèvement des sourcils, comme sur le buste d'Homère dont il est question ici. Quant à l'attitude, elle consiste dans le redressement de tout le corps, la tête droite, légèrement renversée en arrière, la face dirigée en haut, vers le ciel d'où vient la lumière.

Ce type d'amaurotique est fréquent. Nous en connaissons, à la Salpêtrière, de bien beaux exemples, et il n'est certainement pas de nos lecteurs qui, recueillant leurs souvenirs, ne se souviennent l'avoir croisé dans les rues. Il marche seul, la canne en avant, roide et tout d'une pièce, l'œil sans regard dirigé en haut, avec une assurance et une connaissance du chemin qui étonnent les passants. Ou bien il est accompagné, et le conducteur, dont l'œil est sans cesse sollicité par ce qui se passe autour de lui, contraste singulièrement par la liberté et la variété de son allure et de ses mouvements avec l'attitude rigide et compassée de son compagnon. D'aussi loin qu'il les aperçoit, l'œil le moins exercé n'hésite pas à reconnaître lequel des deux promeneurs est privé du sens de la vue.

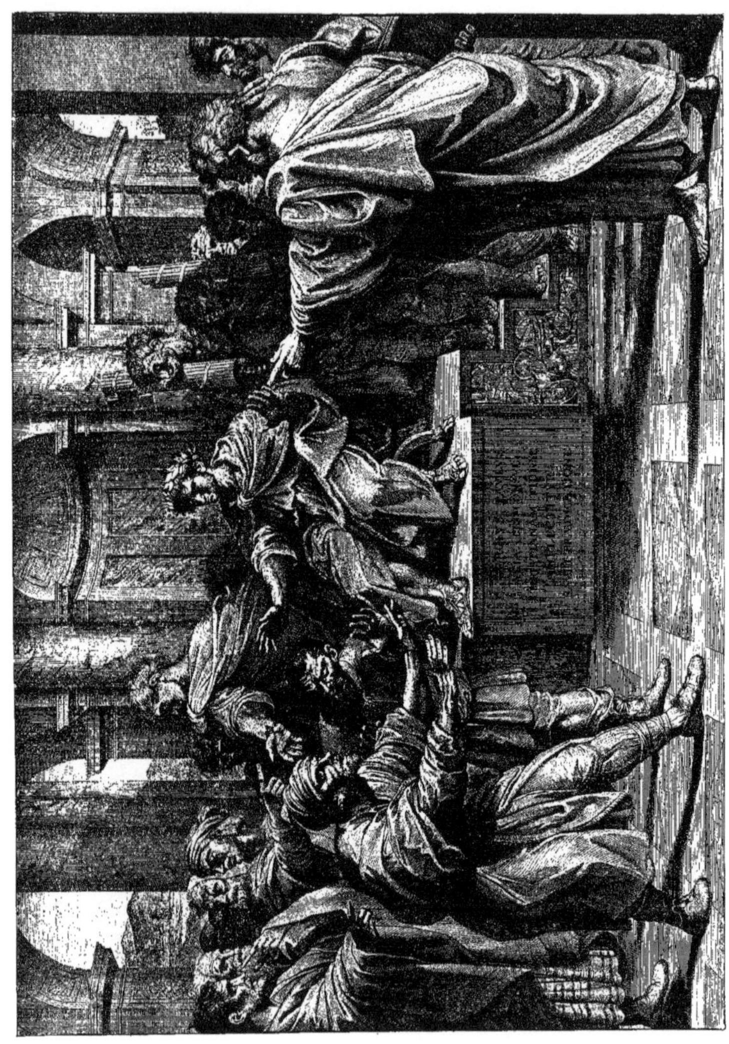

RAPHAEL. ELYMAS FRAPPÉ DE CÉCITÉ.

Musée de South Kensington.

Et ce type si expressif de l'aveugle, qui garde dans ses traits et dans toute son attitude la recherche de la lumière, ne se rencontre généralement que dans les cas de cécité invétérée, alors que toute perception lumineuse est depuis longtemps abolie. C'est celui

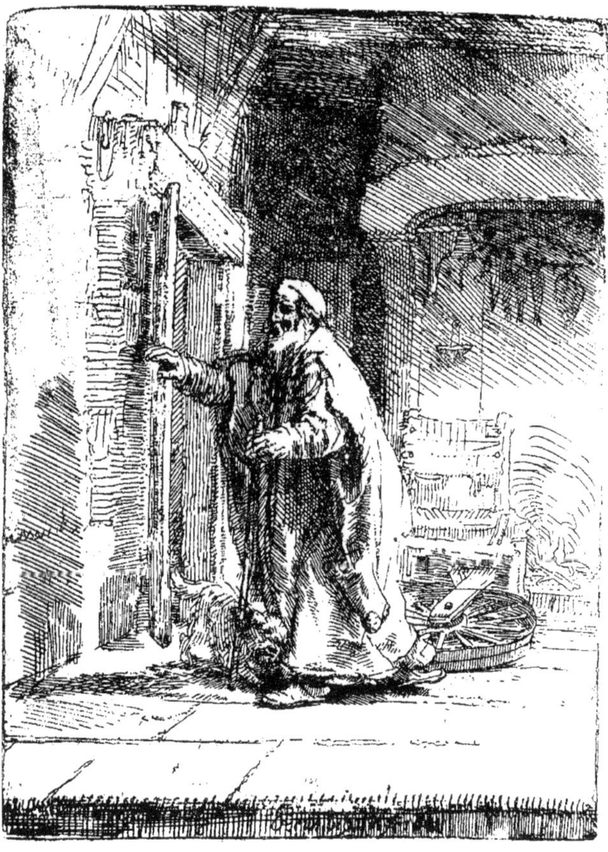

TOBIE AVEUGLE COURANT A LA RENCONTRE DE SON FILS. EAU-FORTE DE REMBRANDT.

que les artistes ont en quelque sorte choisi, et nous le trouvons admirablement rendu dans plusieurs tableaux que nous citerons tout à l'heure.

Il n'est pas sans intérêt de faire remarquer que pendant l'évolution des maladies qui aboutissent à l'amaurose, l'impression lumineuse est souvent douloureuse, au point que toute la mimique du patient n'a qu'un but : celui d'apporter un obstacle à l'entrée des rayons lumineux dans l'œil; d'où le froncement ou l'abaissement constant des sourcils, la demi-occlusion des paupières, et l'inclination en avant de toute la tête, la face tournée vers le sol; d'où l'usage des grandes visières, etc...

C'est le tableau du photophobe diamétralement opposé à celui de l'amaurotique signalé plus haut.

Il n'y a donc pas lieu de chercher à expliquer cette attitude de l'aveugle, par l'habitude qu'aurait contractée l'amblyopique de chercher, alors que la vision s'affaiblit progressivement, à augmenter par tous les moyens possibles la quantité de rayons lumineux qui frappent la rétine, et à faciliter l'accès de cette lumière qui le fuit.

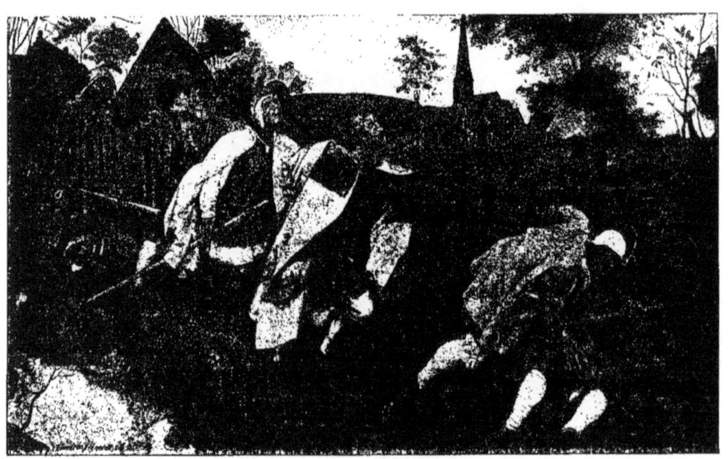

LA PARABOLE DES AVEUGLES, PAR PIERRE BREUGHEL.
Musée de Naples.

Le fait n'en reste pas moins, malgré son apparence contradictoire et paradoxale, et ce n'est, ainsi que nous l'avons déjà dit, que dans les cas les plus anciens et les plus graves (atrophie papillaire, atrophie du globe de l'œil tout entier), alors que toute perception lumineuse est rendue radicalement impossible, que se développe l'attitude si caractéristique décrite plus haut et si bien rendue par les artistes.

Nous avons déjà signalé dans une ancienne fresque de Florence attribuée à Taddeo Gaddi ou à Andrea de Florence, une figure d'aveugle assez bien réussie, toute rigide, la tête droite, la face impassible, un bâton à la main.

Le même type a été reproduit, avec plus d'habileté et non moins de bonheur par le peintre angélique Fra Beato da Fiesole dans une fresque du Vatican déjà citée.

Raphaël, dans le carton du South-Kensington représentant *Elymas frappé de cécité*, a peint également un aveugle, mais il lui a donné une tout autre attitude que celle que nous venons de signaler, attitude d'ailleurs parfaitement légitimée par les circonstances spéciales du fait qu'il a su traduire avec une grande finesse d'observation.

Nous ne saurions mieux faire que de rappeler ici le texte de saint Luc : « Ayant traversé l'île jusqu'au Paphos, ils trouvèrent un juif magicien et faux prophète, nommé Barjésu, qui était avec le proconsul Serge Paul, homme très prudent. Celui-ci envoya chercher Barnabé et Paul, désirant entendre la parole de Dieu. Mais Elymas le magicien

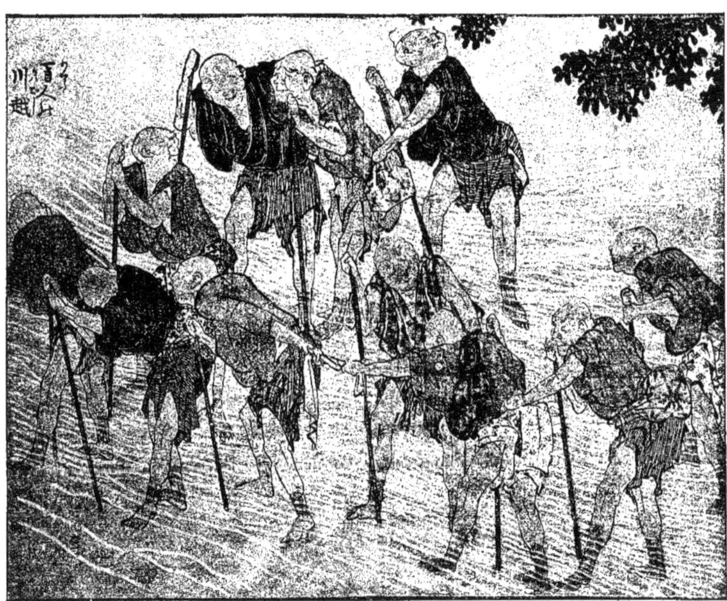

SUITE D'AVEUGLES TRAVERSANT UN GUÉ, PAR HOKOSAI.

(tel est le sens de ce nom) leur résistait, cherchant à empêcher le proconsul d'embrasser la foi. Alors Saul, qui fut appelé depuis Paul, étant rempli du Saint-Esprit et regardant fixement cet homme, lui dit : « O homme plein de tromperie et de malice, enfant du « diable, ennemi de toute justice, ne cesseras-tu pas de pervertir les voies droites du « Seigneur ? Voici la main du Seigneur qui est sur toi, tu vas devenir aveugle et tu ne ver- « ras pas le soleil pendant un certain temps. » Et aussitôt les ténèbres tombèrent sur lui, ses yeux s'obscurcissent et, tournant de tous côtés, il cherchait quelqu'un qui lui donnât la main... »

Raphaël, en suivant de près le texte sacré, a excellemment rendu le désarroi et le trouble d'un homme plongé tout à coup au milieu d'épaisses ténèbres. La face tournée en haut par le sentiment instinctif de la recherche de la lumière perdue, le malheureux se tient courbé, rempli de crainte, n'avançant qu'avec précaution, les mains tendues en avant, à la recherche d'un guide ou d'un conducteur.

Rembrandt a dessiné un Tobie aveugle courant au devant de son fils où se trouvent admirablement représentés et l'empressement du père et l'incertitude de l'aveugle. Les jambes courent et les bras tendus en avant hésitent. L'aveugle dans sa demeure se conduit seul et d'ordinaire avec plus d'assurance. Mais l'émotion trouble le vieillard, et ce trouble n'a-t-il pas été très finement noté par Rembrandt qui a fait Tobie s'avançant dans une autre direction que celle de la porte grande ouverte? Le petit chien, qui se jette dans ses jambes comme pour l'arrêter, ne semble-t-il pas avertir son maître qu'il se trompe de chemin?

Une des œuvres de peinture les plus intéressantes consacrées à la représentation des aveugles est sans contredit le tableau du musée de Naples, peint par Pierre Breughel le Vieux, et intitulé la *Parabole des aveugles*.

Dans un paysage accidenté, des aveugles, au sortir d'un village dont les maisons et l'église se profilent à l'horizon, s'avancent à la queue leu leu, se prêtant un mutuel concours. Ils sont au nombre de six. Mais une rivière se rencontre sur leur chemin. Les deux premiers y culbutent, risquant fort d'entraîner les autres à leur suite.

Rien de plus naturel et de plus vrai que la démarche de ces aveugles, rien de plus finement observé que leurs traits impassibles, la face uniformément dirigée en haut.

Nous citerons encore, mais sans y insister, les *Aveugles de Jéricho*, de Poussin, le *Bélisaire*, de David, celui de Gérard, *Homère aveugle*, etc...

Un tableau de Le Sueur, *Saint Paul guérissant des malades* mérite une mention spéciale. Dans l'angle de droite un malade à genoux est atteint d'une ophtalmie intense bien rendue par le peintre et se traduisant par un gonflement considérable de la paupière supérieure.

Les aveugles, au Japon, ont servi fréquemment de modèles aux dessinateurs, ou aux sculpteurs de bois ou d'ivoire.

Engelbert Kœmpfer, docteur médecin hollandais, qui a laissé une histoire naturelle civile et ecclésiastique du Japon, traduite dans toutes les langues, les a observés au commencement du XVIIe siècle, et leur a consacré une note intéressante. La confrérie des aveugles avait été fondée au XVIe siècle par un prince qui devint aveugle par chagrin d'amour [1].

1. « Il est à remarquer que les affections du globe oculaire sont très fréquentes et révèlent parfois un haut caractère de gravité. » Voir : Chevel, *Relation médicale d'une campagne au Japon*, Thèse de Paris 1868 ; et Georges Godet, *Etude sur l'hygiène au Japon*, Thèse de Paris 1880. Nous lisons encore dans cette thèse cette indication : « Les aveugles, qui le soir parcourent les rues, munis d'un long bâton avec lequel ils guident leur marche,

Un artiste, dont la valeur est aujourd'hui reconnue et prisée en Europe, leur a consacré des croquis très spirituels, et qui ont été certainement pris d'après des types. Dans le t. VIII de la *Mangwa*, Hokosaï nous montre dix-sept visages d'hommes jeunes ou âgés, maigres ou gras, tous tonsurés, et six visages de femmes. Quelques-uns des infirmes sont désignés spécialement comme « aveugles dont les yeux sont ouverts ». En général, leurs traits expriment la résignation, souvent aussi la philosophie rieuse et maligne. Plusieurs d'entre eux appartiennent à la confrérie que Kœmpfer a signalée, et leurs vêtements les désignent par un rond brodé en soie blanche. D'autres exercent le métier de masseur. Ils ne voient pas, mais ils entendent; les nouvelles font le tour de la ville, chez les bourgeois et dans les établissements de bains, avec une rapidité prodigieuse du soir au matin.

Souvent on les rencontre, allant d'une province à l'autre. Hokosaï nous en montre une troupe qui traverse avec précaution un gué : ils sondent des pieds et du bâton le gravier de la rivière : d'autres se suivent à la queue leu leu en se tenant par leur ceinture ; un jeune homme s'occupe d'un vieillard qui ose à peine avancer. Toutes ces attitudes sont diversifiées par les caractères, et Hokosaï s'est affirmé, dans le dessin comme dans l'effet, en fidèle observateur de la nature en plein air [1].

et d'une sorte de flûte à deux tuyaux jumeaux dont ils tirent un son prolongé pour signaler leur passage, sont les masseurs, etc. »

1 Nous empruntons cette page à une série en trois volumes, imprimée à plusieurs tons. Elle a paru en 1849, l'année même de la mort de Hokosaï. Il était né en 1760, au nord de Yedo. La *Mangwa* parut en 14 volumes à des intervalles éloignés, et contient des milliers de scènes diverses, d'études infinies d'après la nature.

LES TEIGNEUX ET LES POUILLEUX

Murillo a consacré à sainte Elisabeth de Hongrie un tableau qui doit trouver sa place ici. La charité de sainte Elisabeth avait déjà inspiré un peintre allemand dont nous ferons connaître l'œuvre remarquable montrant la sainte au milieu des lépreux. Dans la composition du maître espagnol, la reine de Hongrie ne se contente plus de donner à manger et à boire aux malades, elle leur prodigue elle-même ses soins. Et pour ne pas être atteints de la lèpre, les malheureux qu'elle panse n'en sont pas moins victimes d'un mal contagieux dont le peintre a si bien su fixer les caractères que le diagnostic est des plus faciles. L'enfant dont sainte Elisabeth lave la tête au-dessus d'un large bassin est atteint de la teigne tonsurante, et un second petit malade debout près d'elle, qui semble attendre son tour et occupé à se gratter avec frénésie, est affligé du même mal. L'emplâtre, ou le linge qu'il a sur le sommet de la tête, laisse voir ces larges places irrégulièrement dégarnies de cheveux, qui sont une des conséquences du mal. Près de la sainte sont deux servantes, dont l'une s'apprête à verser le contenu d'un vase sur la tête de l'enfant; l'autre tient un plateau avec des médicaments et des emplâtres. Un boiteux perdu dans l'ombre s'avance sur la droite, et dans l'angle gauche du tableau, un pauvre diable assis à terre défait son pansement et découvre un ulcère de la jambe [1].

Nous ne ferons que signaler un tableau du même maître conservé au musée de Munich

1. Il existe, dans la chapelle du château de Châteaudun, une statue en pierre de sainte Elisabeth, du XVe siècle. La sainte a près d'elle un petit infirme, qui a une jambe de bois et se soutient avec des béquilles. Il est désigné dans le pays sous le nom du *petit teigneux*. Presque complètement nu, vêtu d'une simple braguette, il est coiffé d'un bonnet qui recouvre tout le crâne et s'attache avec des brides sous le menton.

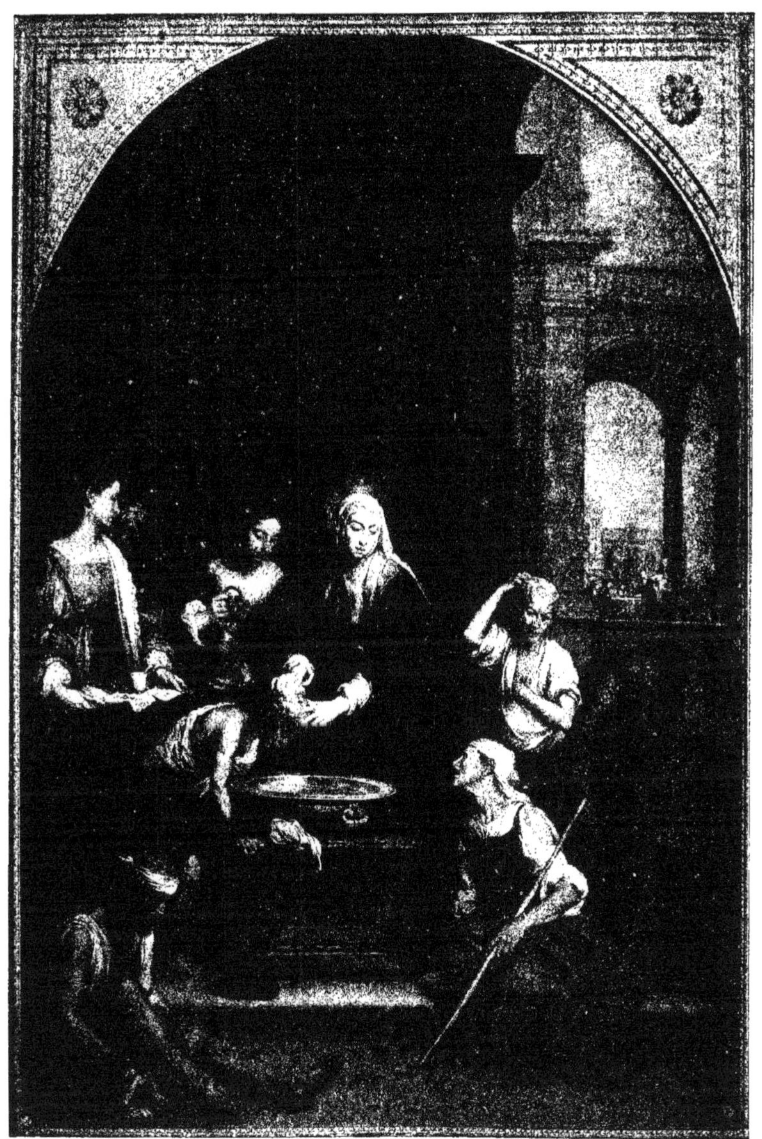

MURILLO. SAINTE ÉLISABETH, REINE DE HONGRIE.

A l'Académie Saint-Ferdinand. Madrid.

et exprimant une scène plus intime dans laquelle une affection parasitaire du cuir chevelu retient également l'attention du spectateur. Mais le mal dont il s'agit ici, le *pediculus capitis*, fort commun dans les populations où n'ont pas pénétré les saines habitudes de l'hygiène, ne laisse point de traces visibles dont l'artiste ait à se préoccuper. La recherche du parasite qui se cache dans les épaisseurs touffues de la chevelure est le motif que le peintre a choisi, et qui à lui seul révèle la nature de l'affection. C'est une vieille femme, une grand'mère qui tient entre ses genoux la tête d'un bambin joufflu à demi couché à terre; tout est à admirer dans cette scène de famille, depuis l'insouciance du jeune enfant dévorant un morceau de pain et jouant avec un chien qui semble attendre la bouchée promise, jusqu'à l'attention pleine de gravité avec laquelle la vieille femme se livre à la poursuite de l'ennemi.

Un jeune pouilleux a été également représenté par Gérard Dow. La scène se rapproche beaucoup de celle qu'a choisie Murillo. C'est encore une vieille femme qui tient sur ses genoux la tête d'un gros garçon d'une dizaine d'années. La recherche à laquelle elle se livre est minutieuse, elle exige les lunettes, elle captive toute l'attention. Sur l'arrière-plan le mari semble attendre ce moment opportun pour vider la bouteille. L'intérêt pittoresque du tableau est doublé par les accessoires qui, suivant l'habitude du maître flamand, meublent l'intérieur de la maison.

LES SYPHILITIQUES

C'est au XVe siècle que la syphilis se montra en Europe, et qu'elle sévit d'une façon terrible sous la forme d'épidémies violentes au même moment en Italie, en Espagne, en France, en Allemagne et en Angleterre.

Or les deux documents artistiques que nous connaissons relatifs à la syphilis, datent précisément de cette époque.

C'est d'abord une gravure, extraite du traité de Joseph Grünpeck de Burckhausen publiée en 1496, et reproduite dans le traité complet des maladies vénériennes de Ricord (édition de 1851). Elle représente *la Vierge aux syphilitiques.*

Au premier plan, un mort est étendu : il est nu et couvert de lésions syphilitiques qui, bien qu'assez grossièrement représentées, ressemblent à des pustules de rupia. Sur la droite deux femmes à genoux portent à la figure, au cou et aux mains les mêmes altérations. A gauche un chevalier, qui ne porte aucun signe de maladie, est agenouillé. Il tient l'étendard et reçoit une couronne des mains de la Vierge portée sur un nuage, pendant que l'enfant Jésus au bras de sa mère tourne la tête et sourit aux femmes syphilitiques.

Le second document offre un intérêt plus considérable. C'est d'ailleurs l'œuvre d'un maître allemand fort apprécié, et nous y verrons les accidents syphilitiques les plus variés, reproduits avec un art irréprochable et une vérité scientifique qui ne laisse rien à désirer.

Nous en devons la connaissance à notre ami le docteur Keller, qui a eu l'obligeance d'en faire faire pour nous une copie et a bien voulu nous remettre la note suivante, à laquelle nous ne trouvons rien à ajouter.

« Ce tableau se trouve au musée de Colmar, en Alsace. Il représente saint Antoine tourmenté par des démons, et est attribué à un peintre allemand, Mathias Grünewald, qui fut le contemporain et l'émule d'Albert Dürer et de Cranach.

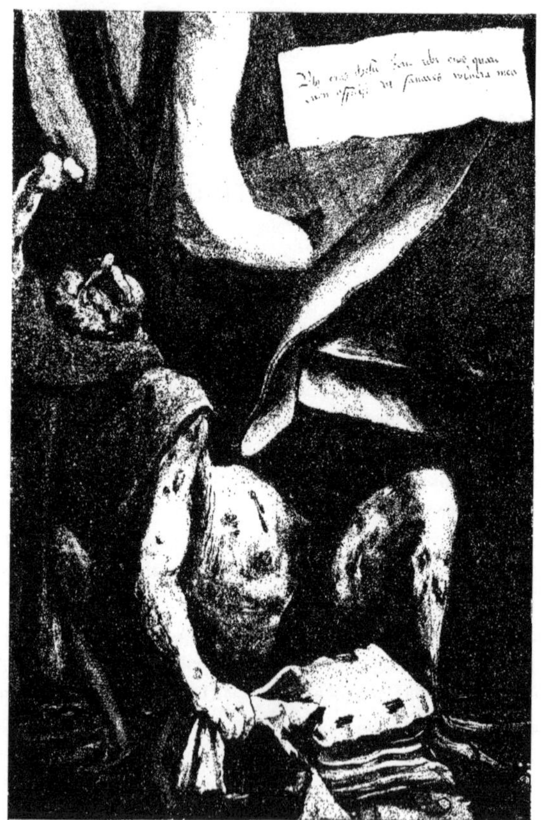

FRAGMENT DU SAINT ANTOINE TOURMENTÉ PAR LES DÉMONS. MATHIAS GRÜNEWALD

Musée de Colmar (Alsace).

« Nous devons d'avoir connu l'existence de ce tableau et sa signification à notre regretté maître de Strasbourg, le professeur Küs. Il nous l'a signalé jadis à sa clinique des maladies vénériennes, nous engageant à l'aller voir, pour nous faire une idée de ce que la vérole a pu être au xve siècle.

« Il n'est pas difficile en effet de reconnaître un syphilitique dans le malheureux qui est figuré, dans l'angle inférieur gauche du tableau, sous la forme d'une sorte de personnage diabolique ou de damné. L'horrible mal est gravé sur tout son corps d'une façon indéniable. Il se tord dans des convulsions indiquant d'affreuses douleurs, la face est rongée par des ulcérations qui ont détruit une partie du nez et de l'oreille, les os des membres sont déformés, la main gauche est réduite à un moignon boursouflé au bout duquel apparaît une phalangette mise à nu, la main droite n'a que les trois doigts du milieu. Enfin le front, l'abdomen, le bras et la jambe du côté gauche sont couverts d'une éruption caractéristique. Qui pourrait se tromper à l'aspect de ces lésions et quelle autre maladie pourrait les produire, si ce n'est la syphilis ?

« Ce qui donne à ce tableau une importance toute particulière, sur laquelle Kûs avait attiré notre attention, c'est l'époque même où il a été peint. Grünewald a vécu de 1450 à 1530. Il a donc dû voir la grande épidémie de vérole qui a ravagé l'Europe à la fin du xve siècle, et il est admissible que, l'imagination frappée par le spectacle de l'affreuse maladie, Grünewald ait voulu représenter dans son tableau une des victimes de l'épidémie. Il nous aurait laissé ainsi un document des plus précieux de ce que la maladie a été à son apparition primitive. Il est permis de croire aussi que le peintre a copié son sujet sur la nature même, car les lésions paraissent figurées avec une grande vérité. Il y a peut-être quelque exagération dans la manière dont est représenté le bras gauche, qui est réduit à un état vraiment rudimentaire. Mais, dans la main qui fait suite à ce bras, ne voyons-nous pas des lésions osseuses absolument acceptables? Quant aux manifestations cutanées, elles nous semblent peintes avec plus de fidélité encore, elles ne diffèrent pas de celles que l'on peut voir de nos jours dans les formes un peu sévères de la maladie. Dans l'éruption qui couvre la jambe et le bras du côté droit, ne trouvons-nous pas les signes de syphilis, des pustules cutanées avec leurs croûtes d'une teinte gris verdâtre et leur auréole rouge vineux? Sur le ventre ces grosses pustules ne représentent-elles pas des syphilides tuberculeuses avec leur forme conique et leur teinte violacée?

« On comprend en les voyant le nom de grosse vérole que l'on avait donné à la maladie. Enfin tous les caractères de la syphilis ne se retrouvent-ils pas dans les ulcérations de la face, dans les exostoses qui se voient sur le cubitus et dans la manière dont le peintre a représenté les cheveux?

« Est-ce pour marquer l'opprobre dont étaient couverts les malheureux syphilitiques à son époque que Grünewald a fait de son personnage une sorte de démon, probablement un damné. Il l'a revêtu de la capeline rouge, sous laquelle on représente fréquemment le diable au moyen âge. Au lieu de pieds humains il lui a donné des pattes d'oiseaux palmées, enfin il le fait se tordre dans les convulsions et lui fait déchirer le voile que recouvre un livre placé à sa droite, probablement le livre sacré du saint. »

LES LÉPREUX

La lèpre est une maladie fort ancienne, c'est une maladie biblique. On en trouve déjà des relations dans l'histoire du peuple juif 1500 ans avant Jésus-Christ. Mais c'est surtout au moyen âge, à l'époque des croisades, vers la fin du XIe, vers le XIIe et le XIIIe siècle, que cet horrible mal se propagea d'une façon épouvantable et devint la terreur de tous les pays. A la mort de Louis VIII (1229) on ne comptait pas moins de deux mille léproseries en France et de dix-neuf mille dans la chrétienté[1].

Saint Lazare, le lépreux de l'Évangile (saint Luc, XV, 19-26), devint le patron de tous ces malheureux, et son image nous le fait voir dans les vitraux et les missels tenant sa cliquette, et couché à la porte du mauvais riche, où les chiens viennent lécher ses ulcères.

En effet « dans les monuments du moyen âge, dit le P. Cahier, cette espèce de maladie n'est pas seulement caractérisée par les taches qui couvrent la peau, mais aussi par la cliquette, instrument formé de trois à quatre lames de bois destinées à produire par leur percussion réciproque un bruit qui avertissait les passants de se garer ».

C'est que la contagiosité de ce mal était parfaitement reconnue, et l'histoire montre que les mesures prises pour isoler les lépreux ont toujours fait décroître et même disparaître la maladie dans une région.

Les effigies de lépreux que nous a laissées le moyen âge sont plus intéressantes, au point de vue de l'histoire des mœurs, qu'instructives au point de vue pathologique.

Les signes de la lèpre se réduisent à des taches, des plaies, des ulcères, des pus-

1. Nous empruntons ces détails au remarquable ouvrage de M. Leloir sur la lèpre.

tules, etc..., répandus souvent en grand nombre à la surface du corps et d'un aspect nullement caractéristique. Il nous suffira d'en citer trois exemples pris dans trois genres différents. Dans le livre d'heures d'Anne de Bretagne, qui est le monument le plus complet de l'art français au XVe siècle, Job est représenté sur son fumier conversant avec ses amis, auxquels il explique le mystère des souffrances qui n'ont pas seulement pour but de punir le méchant, mais aussi et souvent d'éprouver le juste et de le perfectionner. « Une lèpre hideuse lui couvrit tout le corps », dit le texte sacré.

La miniature en question, fort belle et très soignée, nous montre un vieillard amaigri dont la nudité n'est voilée que par un linge disposé en travers de la partie moyenne du corps. On voit sur tout le corps, et jusque sur le visage, une quantité considérable de pustules jaunâtres de toutes dimensions entourées d'une auréole rouge.

Une gravure d'une vie de saint Benoît (1578) représente le saint guérissant un lépreux. Le malade montre à découvert la partie supérieure du corps marqué d'une sorte de semis régulier de petits ronds, représentant des taches ou de petites pustules qui ne sont pas sans analogie avec celles que nous avons observées sur la miniature dont nous venons de parler.

Enfin, dans un récent voyage en Espagne, l'un de nous a vu dans un faubourg de Séville, au-dessus de la porte de la chapelle de l'ancien couvent aujourd'hui hôpital des lépreux, une majolique représentant un malade atteint de cet horrible mal. C'est un homme en haillons, avec des béquilles et une cliquette à la main. Les bras et les jambes nus sont couverts de plaies léchées par des chiens et n'ayant du reste rien qui rappelle les éruptions caractéristiques de la lèpre.

Mais il nous reste à signaler deux œuvres de la plus haute importance, consacrées à la représentation des lépreux et non moins remarquables au point de vue de l'art qu'au point de vue de la vérité scientifique. Toutes deux appartiennent à l'école allemande, l'une est un tableau de Hans Holbein, le Vieux, l'autre une gravure d'Albert Dürer.

Grâce aux découvertes récentes, Hans Holbein, le Vieux, a reconquis sa vraie place, celle du plus grand peintre allemand de son époque, et le digne maître de son célèbre fils qui ne l'égale point toujours. Le tableau qui nous intéresse est un fragment de rétable conservé au musée de Munich. Il représente *Sainte Elisabeth donnant à manger et à boire aux lépreux*. La sainte, pleine de calme et de sérénité, s'avance tenant d'une main un broc de vin et de l'autre retenant un pain dans les plis de son manteau. Sa physionomie est d'une grande douceur et remarquablement belle. Elle occupe à elle seule presque toute la surface du tableau, et ce n'est qu'à la partie inférieure, à droite et à gauche, que les malheureux qui se pressent sur ses pas, penchés ou couchés à terre, montrent leur tête et quelques-uns de leurs membres.

Quel que soit donc le rôle secondaire que l'artiste ait donné dans sa composition aux

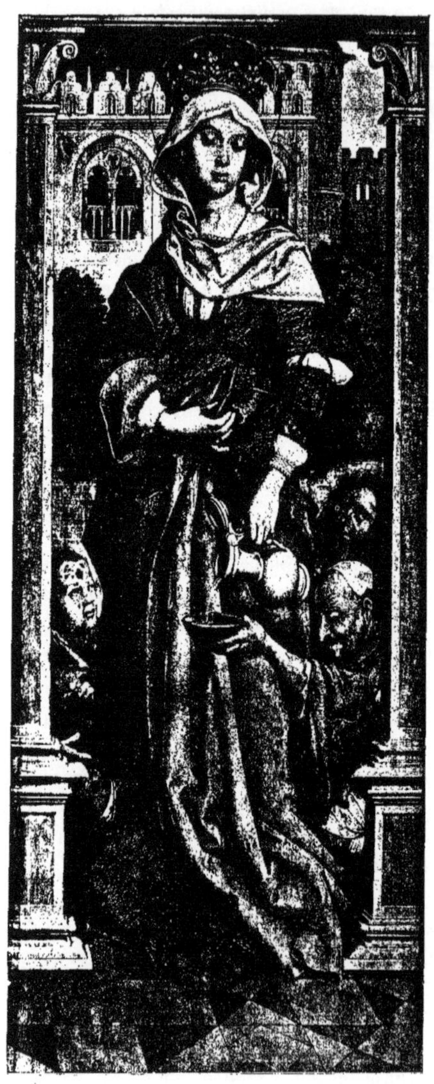

SAINTE ÉLISABETH DE HONGRIE, PAR HANS HOLBEIN LE VIEUX. FRAGMENT DE RÉTABLE.
Musée de Munich.

misérables dont l'aspect repoussant fait contraste et rehausse l'éclat des vertus de la sainte, il ne les a pas moins traités avec un soin tout spécial.

Nous ne connaissons ce chef-d'œuvre que par une reproduction photographique, et l'absence de la couleur ne nous permet pas d'en juger en pleine connaissance de cause.

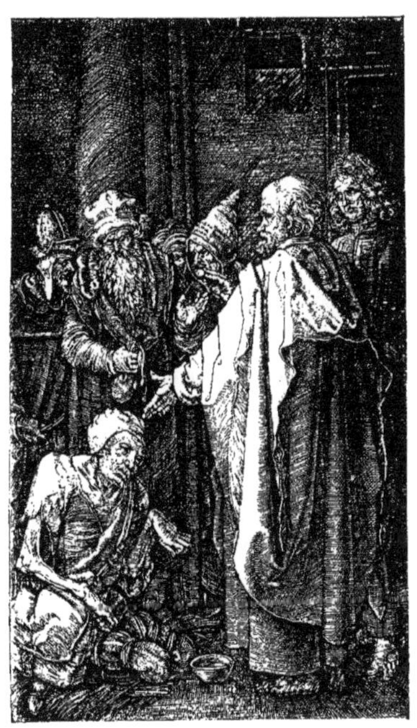

GUÉRISON D'UN LÉPREUX A LA PORTE DU TEMPLE PAR LES APOTRES JEAN ET PAUL.

Eau-forte d'Albert Dürer.

Nous ne saurions donc mieux faire que de rapporter la description qu'a faite d'après le tableau même un éminent médecin allemand, M. Virchow.

« En outre d'un homme barbu, dit-il, dont le visage et principalement le front et le nez sont couverts de pustules particulièrement grosses, rondes et rouges, on voit une personne âgée, probablement du sexe féminin, portant une écuelle : le visage n'a rien, le bras gauche est couvert de taches d'un brun rouge, la jambe est entourée de bandes à travers lesquelles suinte le pus; le genou découvert porte des taches brun rouge légèrement creusées; sur la tête un lambeau d'étoffe blanche ou un emplâtre. Enfin une jeune personne d'assez bonne mine, tenant un pain brisé dans les mains, a le cou et le visage, principalement le front et le voisinage des sourcils qui sont rares, couverts de grosses et de petites taches d'un brun rougeâtre. Une jambe, qu'on ne sait pas au juste à qui rapporter, présente de même au genou et au-dessous de grandes taches d'un gris sale au milieu.

« Ce sont donc des pustules et des taches qui sont représentées ici ; les dernières s'accompagnaient, comme cela arrive souvent, de pigmentation et d'atrophie ; les pustules se trouvent surtout sur la face, les taches occupent de même la face et principalement les sourcils en partie tombés, mais prédominent surtout sur les membres tant supérieurs qu'inférieurs. C'est en somme ce qu'on trouve en si grande quantité aujourd'hui encore dans les hôpitaux de la Norvège.

« Si l'on voulait en conclure à l'identité avec la syphilis, il faudrait réfléchir à ce fait qu'Holbein vivait dans un temps où la syphilis étendait partout ses effroyables ravages, où la crainte du mal français et la croyance dans sa nouveauté étaient générales, au fait enfin qu'il aurait au moins hésité à peindre une sainte du XIIIe siècle au milieu des syphilitiques.

« Par conséquent, nous pouvons admettre sans crainte que nous avons ici devant nous une image réelle, coloriée, de la lèpre telle qu'elle existait, en Allemagne, vers la fin du XIIIe siècle et peut-être à Augsbourg. Que ceux qui vont voir la pinacothèque de Munich comparent ce tableau avec les planches excellentes que Danielsen et Boeck ont données dans leur fameux atlas des Spedalskhed actuels en Norvège. Ils se convaincront du fait que l'impression générale est la même et que même les détails concordent, autant que peut le faire une description graphique conçue dans un but purement technique avec tous les détails que comporte notre époque et une peinture destinée à une église et conçue d'après des impressions artistiques générales. Pour moi qui ai vu la lèpre norvégienne chez plusieurs centaines de malades, l'identité de la maladie ne m'a laissé aucun doute. »

Ce témoignage du professeur Virchow est d'une haute valeur, et nous ne pouvons que souscrire à son appréciation.

M. Virchow fait en outre remarquer que Hans Holbein, le Vieux, naquit en 1450 à Augsbourg et y resta jusqu'à la fin du siècle, de sorte qu'il n'est pas invraisemblable que ce tableau ait été peint dans cette ville. A cette époque il y avait à Augsbourg trois asiles pour les lépreux, et, bien que le tableau n'ait appartenu à aucune de ces maisons, on peut croire que les pensionnaires de ces établissements ont servi de modèles au peintre.

Il est peu de spectacle aussi répugnant que celui des lépreux, et ce n'est pas pour l'histoire de l'art un mince événement que de voir un peintre comme Hans Holbein, le Vieux, qui a su mettre dans certaines figures de femme tant de douceur et de charme idéal, s'arrêter avec complaisance devant ce mal horrible, le copier avec attention et le transporter pour ainsi dire tout vivant sur la toile. N'y a-t-il pas là un enseignement?

Le maître allemand aurait pu facilement en faussant la vérité atténuer l'horreur de ce spectacle. Il ne l'a pas voulu.

Plus ces malheureux seront répugnants, plus haute paraîtra la vertu de la sainte. Leur aspect repoussant est nécessaire à l'idée que l'œuvre d'art veut exprimer. Mais il y a, dans l'horreur, des limites où l'art plastique doit s'arrêter. Et nous ne savons ce qu'il faut admirer le plus, dans l'œuvre d'Holbein, ou de la perfection avec laquelle les lépreux sont représentés ou de l'art avec lequel ils sont relégués dans les angles du tableau pour laisser la sainte elle-même attirer, retenir l'œil du spectateur et provoquer son admiration.

Nous rapprocherons du tableau de Hans Holbein une peinture de l'église paroissiale de Calcar, d'auteur inconnu, appartenant également à l'école allemande de la fin du XVe siècle ou du commencement du XVIe, représentant un mendiant lépreux dont les lésions, autant que nous pouvons en juger sur une photographie[1], nous ont paru figurées avec exactitude. Le tableau est consacré à la glorification de quatre saints peints avec leurs différents attributs : saint Martin, saint Vincent, saint Paul et saint Antoine. Saint Martin, contrairement à l'habitude, ne partage point son manteau, il fait l'aumône à un malheureux, et c'est ce dernier personnage qui nous intéresse tout particulièrement.

Il est à genoux, tournant le dos au spectateur, et montrant ses deux jambes mutilées. Sur le bras gauche levé pour tendre la sébille, on voit, ainsi que sur le crâne dénudé et la face tournée de profil, les taches et les pustules caractéristiques de la lèpre si bien représentée déjà par Hans Holbein dans le tableau que nous venons d'étudier. Nous insisterons en outre ici sur la mutilation que nous n'avons point rencontrée dans les autres documents artistiques relatifs à la lèpre, et qui compte au nombre des manifestations de certaines formes de cette terrible maladie.

L'œuvre d'Albert Dürer sur laquelle nous désirons appeler maintenant l'attention n'est pas moins remarquable. C'est une eau-forte répétant un sujet souvent interprété par la peinture religieuse, et tirée des Actes des apôtres : la guérison du boiteux à la porte du temple par les apôtres saint Jean et saint Pierre.

L'infirme d'Albert Dürer est dessiné avec une telle exactitude, un tel souci de la vérité jusque dans les moindres détails, que le diagnostic de l'affection dont il est atteint est des plus faciles. C'est bel et bien un lépreux, atteint d'une forme mixte de la maladie. Sur la face, principalement aux lèvres, on reconnaît les nodosités de la lèpre tuberculeuse, pendant que tout le corps porte les stigmates de la lèpre atrophique.

Ce malheureux est assis à terre, les jambes ramenées sous lui et enveloppées de bandelettes qui ne sauraient masquer leur état d'extrême maigreur ni la déformation du pied gauche qu'on voit dans l'ombre déjeté en dehors. Mais c'est sur les membres

1. Nous devons la connaissance de cette photographie à M. E. Muntz, bibliothécaire à l'École des beaux-arts.

supérieurs, qui se montrent presque complètement découverts, que nous pouvons diriger avec plus de fruit notre investigation.

Ils sont émaciés au suprême degré; de plus les mains sont contrefaites. La gauche surtout affecte une attitude sur laquelle nous reviendrons.

Mais cette maigreur-là n'est point banale. Elle retient la curiosité du médecin, qui y découvre de la façon la plus évidente les marques de l'atrophie musculaire. On sait que l'atrophie musculaire chez certains lépreux est exactement semblable, tout au moins au point de vue de l'apparence extérieure dont il est seulement question ici, à celle qui constitue le signe presque exclusif d'une autre affection d'origine exclusivement nerveuse celle-là, et décrite par un éminent clinicien de notre époque, Duchenne (de Boulogne), sous le nom d'atrophie musculaire progressive.

Il a défini et classé cette étrange maladie, dans laquelle les muscles s'atrophient progressivement, un à un, débutant d'ordinaire par les membres supérieurs.

L'impuissance motrice s'accroît avec le degré de l'atrophie qui, suivant sa localisation, laisse persister certains mouvements, imprime aux divers segments du membre une attitude en rapport avec les muscles disparus, jusqu'à ce que la maladie parvenue à son dernier degré ait rendu tout déplacement du membre impossible. L'infirme d'Albert Dürer a le membre supérieur droit profondément atteint. Il est inerte et la fibre musculaire est bien près d'avoir complètement disparu, si ce n'est déjà fait. Mais à gauche la lésion est moins avancée. L'attitude de la main nous révèle l'invasion inégale de l'atrophie qui a porté surtout sur les muscles interosseux et les extenseurs de l'avant-bras. On remarquera en effet que les doigts sont étendus dans leurs articulations métacarpo-phalangiennes et fléchis dans leurs autres articulations.

Cette attitude est absolument caractéristique. Duchenne l'a décrite avec soin, et a démontré qu'elle est la conséquence de l'atrophie des petits muscles logés dans les espaces intermétacarpiens. C'est la *griffe atrophique des interosseux.*

Enfin, si le poignet est inerte, le mouvement de flexion de l'avant-bras sur le bras persiste encore à un certain degré; or, nous savons aujourd'hui qu'un des muscles qui président à ce mouvement, le long supinateur, est justement un des derniers atteints par la maladie. Depuis la déformation de la main jusqu'au mouvement limité que le patient exécute avec ce membre, le seul peut-être qui subsiste encore, tout est parfaitement conforme aux données scientifiques les plus exactes.

N'est-il pas intéressant de montrer l'art devançant la science, et Albert Dürer, en copiant un lépreux, donner non seulement une image exacte de la lèpre, mais formuler d'une façon absolument précise, en l'année 1513, les caractères morphologiques d'une altération musculaire qu'un savant ne devait régulièrement décrire que trois siècles plus tard?

LES PESTIFÉRÉS

Une maladie encore plus terrible que la lèpre, dont les ravages se sont étendus tour à tour sur tous les points du globe,

> La peste, puisqu'il faut l'appeler par son nom,
> Capable d'enrichir en un jour l'Achéron,

doit nous occuper maintenant à cause des nombreuses représentations artistiques dont elle a été l'objet.

Ce n'est pas que toutes les épidémies qui ont été désignées sous ce nom puissent être régulièrement rattachées à la véritable peste, la peste d'Orient, celle qui règne encore de nos jours en Égypte. Dans plus d'une circonstance, en effet, les historiens ont ainsi nommé des maladies épidémiques qui n'avaient de commun avec la peste que leur mystérieuse irruption, la soudaine invasion du mal, la violence des symptômes et l'effrayante mortalité, mais qui n'en présentaient aucun des signes pathognomoniques.

C'est ainsi, pour n'en citer que deux exemples, que la fameuse peste d'Athènes, de même que celle qui signala le règne de Marc Aurèle, sont considérées comme des manifestations d'une grande fièvre épidémique aujourd'hui éteinte. La relation qu'a laissée Thucydide de la peste d'Athènes est d'une précision, au point de vue médical, qui ne laisse rien à désirer. « Dans ce tableau, dit Littré, et quand on examine attentivement les détails et l'ensemble, il est impossible de retrouver aucune des maladies qui nous affligent maintenant. »

Quels sont donc les caractères de la peste ? La peste fait partie du groupe des typhus,

Ce n'est pas ici le lieu d'en tracer le tableau symptomatique complet[1]. Il suffira de dire que c'est une maladie à début parfois foudroyant, toujours contagieuse, souvent épidémique, avec fièvre, prostration de forces, délire, sensation d'un feu dévorant et localisations graves du côté des ganglions lymphatiques et de la peau: bubons, anthrax, charbons, pétéchies, ecchymoses, etc...

Ces derniers signes, le bubon et le charbon, ont une importance capitale dans l'espèce; ils suffisent à eux seuls pour imprimer au mal le caractère pestilentiel. Nous les trouvons d'ailleurs très expressément signalés dans la plupart des grandes épidémies, dont l'histoire nous a conservé le souvenir. La plus ancienne, qui, pour cette raison, puisse être attribuée à la véritable peste, la peste à bubons, sévissait en Libye, au commencement de l'ère chrétienne.

C'est ce qui ressort nettement d'un passage de Rufus, d'Éphèse, passage qui nous a été conservé dans les œuvres d'Oribase, médecin de l'empereur Julien... « Mais les bubons qu'on appelle pestilentiels sont très aigus et donnent très souvent la mort; c'est surtout dans la Libye, l'Égypte et la Syrie qu'on les voit survenir. Denys le Bossu a parlé de ces bubons-là. Dioscoride et Posidonius en ont parlé très longuement dans leur traité sur la peste qui, de leur temps, régnait en Libye, et ils ont dit qu'elle était accompagnée d'une fièvre aiguë, d'une douleur terrible, d'un trouble dans tout le corps, de délire et de l'apparition de bubons grands, durs et sans suppuration, non seulement dans les endroits habituels du corps, mais aussi au jarret et au coude, quoiqu'en général de pareilles inflammations ne se forment pas dans ces endroits-là... »

La terrible épidémie qui désola le règne de Justinien (527-565) présenta les mêmes caractères.

« La fièvre était si bénigne, dit l'historien Procope, qu'elle ne pouvait donner un indice du danger soit au malade, soit au médecin qui tâtait le pouls. Mais le jour même pour les uns, le lendemain pour d'autres ou peu après pour les derniers, le *bubon* prenait naissance, et se développait non-seulement dans cette partie antérieure du corps, près des hanches, qui est dite la région inguinale, mais également sous l'aisselle, même derrière les oreilles, chez quelques malades; enfin, sur diverses parties des cuisses. »

En Occident, où s'étendit le fléau, les bubons furent également constatés, ainsi qu'en témoigne la description de Grégoire de Tours, qui y consacre plusieurs chapitres de son *Histoire ecclésiastique des Francs*. « On donnait, dit-il, à cette peste le nom d'inguinale; des boutons, des ampoules se formaient sur tout le corps... Une tumeur sinueuse se formait à l'aine ou à l'aisselle et l'on mourait le deuxième ou le troisième jour... »

Mais c'est aux époques troublées du moyen âge que le fléau fit ses plus terribles apparitions et ajouta ses ravages à ceux de la lèpre, du mal des ardents, etc.

1. Voyez l'article sur *la peste* par J.-M. Charcot dans la *Pathologie* de Requin.

On lui donna le nom de *peste noire*, de *mortalité grande* (*mortalega grande*) à cause des taches livides dont elle couvrait le corps et des ravages inouïs qu'elle causa. Elle fut également signalée par des tumeurs gangréneuses dans les aisselles et dans les aines. Elle se montra à Florence, en 1348. « Au printemps, dit Boccace, le fléau déploya ses douloureux effets dans toute son horreur, et s'affirma d'une prodigieuse façon... Au commencement de la maladie, aux hommes comme aux femmes, naissaient à l'aine et sous les aisselles certaines enflures dont les unes devenaient grosses comme une pomme ordinaire, les autres comme un œuf et les autres moins, et que le vulgaire nommait le *gavocciolo*. Et des deux parties susdites, dans un court espace de temps, ce bubon mortifère gagnait indifféremment tout le reste du corps. Plus tard, la nature de la contagion vint à changer, et se manifesta par des taches noires ou livides qui apparaissaient sur les bras et sur les cuisses, ainsi que sur les autres parties du corps, chez les uns larges et rares, chez les autres petites et nombreuses. Et comme en premier lieu le bubon avait été et était encore un indice de mort prochaine, ainsi l'étaient ces taches pour tous ceux à qui elles venaient. » (*Décaméron*, Première journée.)

Ces caractères essentiels de la peste dus à la présence des bubons ou des taches charbonneuses, et si bien décrits par les historiens, n'ont pas été relevés avec moins d'exactitude par les artistes. C'est ainsi que nous voyons saint Roch, le patron des pestiférés, habituellement représenté atteint lui-même par le fléau, et montrant sur sa cuisse les stigmates caractéristiques de la peste.

On raconte en effet que saint Roch, né à Montpellier vers 1295, après avoir donné tous ses biens aux pauvres, partit à l'âge de vingt ans en pèlerin pour l'Italie, alors en proie aux ravages de la peste, et qu'après avoir soigné un grand nombre de malades, il fut atteint lui-même du terrible mal dont il fut d'ailleurs guéri après s'être retiré dans la solitude. C'est pourquoi les nombreuses images qui lui sont consacrées le figurent sous le costume du pèlerin, son bourdon d'une main, soulevant de l'autre les plis de sa tunique pour mettre à découvert le membre inférieur qui porte les marques du fléau. Souvent, c'est une sorte de plaie sur le milieu de la cuisse et qui n'offre rien de bien caractéristique. D'autres fois au contraire, on peut reconnaître les éruptions charbonneuses et les bubons pestilentiels.

Au musée de Cluny, on voit sur les volets d'un rétable flamand en bois sculpté (règne de Louis XII) une peinture représentant saint Roch, et conformément aux usages que nous avons signalés, le milieu de sa cuisse est marqué à la partie antérieure d'une tache noirâtre avec une auréole rouge, figurant assez bien une eschare, et qui se rapporte évidemment aux manifestations charbonneuses de la peste.

Sur une autre peinture, qui appartient à M. le Dr Marie, c'est tout autre chose. Le mal consiste en des pustules dessinées avec beaucoup de soin et prises évidemment sur nature, mais qui n'ont aucun rapport avec la peste. Il s'agit d'un volet de tryptique du XVIe siècle; peinture sur bois à fond d'or. Saint Roch, vêtu d'un manteau et d'une longue tunique est debout, la main gauche appuyée sur un bâton de pèlerin. Du côté droit à sa ceinture pend une aumônière. La main droite soulève le pan de sa tunique de façon à découvrir le membre inférieur droit; la jambe est cachée par un morceau d'étoffe qui l'entoure du haut en bas et est retenu par un lien circulaire au-dessous du genou. A la cuisse demeurée nue, on aperçoit dix ou douze pustules à centre blan-

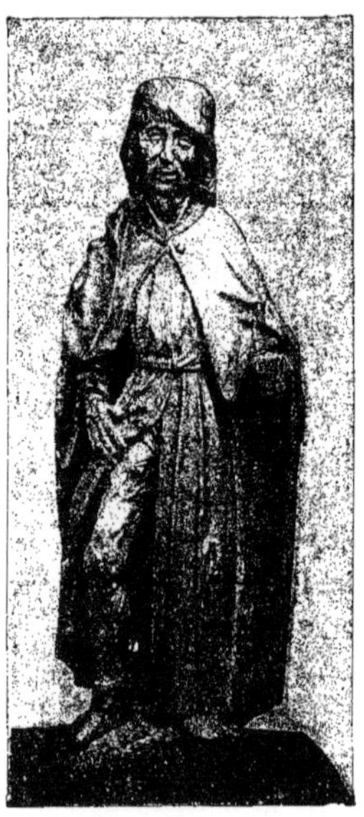

SAINT ROCH. STATUETTE EN CHÊNE.
Collection du Dr P. Marie.

châtre, opalin, avec une auréole inflammatoire bien caractérisée; en haut, à quelques centimètres au-dessous du pli de l'aine, une de ces pustules laisse écouler deux grosses gouttelettes d'un pus blanchâtre. Un ange agenouillé, tenant dans la main gauche un pot de baume, applique avec les barbes d'une plume un peu de celui-ci sur la pustule d'où s'échappent les gouttes de pus.

Un tableau de 1513[1], par Pietro da San Vito, dans l'église de Provesano (province d'Udine) est pour nous un document d'un plus pressant intérêt au point de vue de la

1. Nous devons la connaissance de ce document et du suivant à l'obligeance du Dr Tommaso-Tommasi.

représentation artistique des localisations de la peste. Nous y voyons saint Roch découvrant le haut de la cuisse gauche où se trouve près de l'aine une tumeur de la grosseur d'un œuf environ, bien circonscrite et figurant d'une façon très exacte le bubon pestilentiel. Un ange de toute petite taille s'avance pour panser le mal.

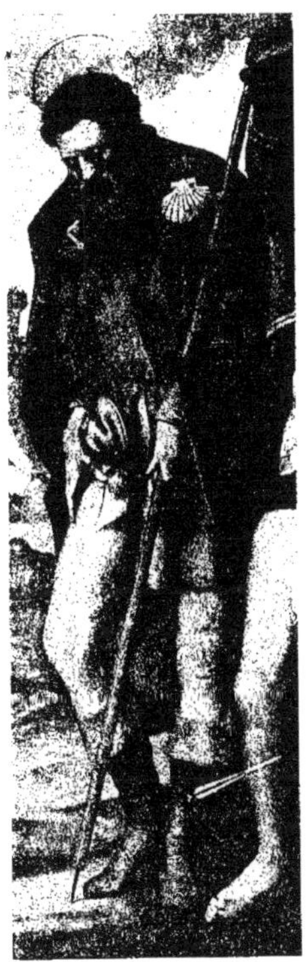

SAINT ROCH. FRAGMENT D'UN TABLEAU DE FRANCESCO CAROTO.

Vérone. Église de Saint-Ferme.

La chose est encore plus clairement reproduite sur un autre tableau d'une époque postérieure dû au pinceau de Francesco Caroto et qui se trouve dans l'église Saint-Ferme à Vérone : *La Vierge avec l'enfant Jésus dans sa gloire et des saints.* Nous en avons fait reproduire un fragment qui nous montre saint Roch portant à l'aine droite le « gavocciolo ».

La tumeur pestilentielle de l'aine se trouve également sur quelques statues de saint Roch, ainsi que le montre la statuette que nous avons fait graver et que nous devons au docteur Marie.

Statuette en chêne, peinte, de la fin du XVe siècle, provenant suivant toute probabilité de Cologne ou des environs. Le saint est coiffé d'un bonnet rond dont les côtés descendent sur les oreilles, et vêtu d'une robe ouverte sur le devant et serrée à la taille par une ceinture. Par dessus la robe est un manteau relevé à droite sur l'épaule; la main gauche (en partie cassée) tenait vraisemblablement un bâton, la droite relève le pan droit de la robe et laisse voir la jambe droite complètement à découvert; entre les deux pans de la robe, en haut, on aperçoit quelques plis de la chemise. Le pied droit est chaussé d'une bottine fermant à boucle sur la partie antéro-externe du pied. Au niveau de l'union du quart supérieur de la cuisse avec les trois quarts inférieurs se trouve une tuméfaction bien marquée, siégeant à la partie interne et antérieure; cette tuméfaction est surmontée d'une fente oblique dont les bords sont irréguliers et comme ulcérés. De cette tumeur on peut suivre, jusqu'au bord de la bottine, un réseau à larges mailles de vaisseaux sinueux faisant une notable saillie et représentant les traînées de lymphangite qui accompagnent les abcès ganglionnaires. Une chose particulièrement digne de remarque, c'est que ces traînées de lymphangite partent très exactement de la région malléolaire interne et restent absolument localisées à la partie interne de la jambe; puis elles disparaissent au niveau de la région poplitée et du condyle interne, pour se montrer de nouveau avec une grande netteté sur toute la partie interne de la cuisse jusqu'au niveau du bubon dont il a été question plus haut[1].

Il existe, dans l'église paroissiale de Calcar, un saint Roch en bois colorié du XVe ou du XVIe siècle et qui porte également sur la cuisse droite découverte une tumeur qui ne saurait être autre chose que le bubon pestilentiel.

Saint Roch a été souvent l'objet de plus vastes compositions dans lesquelles il est figuré visitant et soignant des pestiférés. Nous nous contenterons de signaler sur ce sujet, un tableau de Bassano à l'Académie des beaux-arts de Milan et un autre de Procaccini au musée Estense à Modène. L'église de Saint-Martin à Alost possède un tableau de Rubens qui a peint des pestiférés invoquant saint Roch. Dans le haut du tableau, au

1. Nous devons à l'obligeance du Dr Tommaso-Tommasi les photographies de deux anciens tableaux de Bartolommeo della Gatta, dans lesquels saint Roch est également figuré en habit de pèlerin, la cuisse droite découverte. Un tableau de 1561 (?) dans l'église Saint-Roch à la Madigliana, dont nous devons aussi la connaissance à notre ami le Dr Tommaso-Tommasi, représente saint Sébastien et saint Roch. Ce dernier, un genou en terre, intercède pour des pestiférés étendus à ses pieds. Un ange soulève le pan de sa tunique pour montrer sa cuisse droite marquée d'une plaie. Un tableau de Paul Vésonèse, au musée de Rouen, intitulé *Une Vision*, représente le même sujet : saint Sébastien d'un côté, saint Roch de l'autre, et des personnages célestes dans le haut. Saint Roch, un genou en terre, a la partie supérieure de la cuisse gauche découverte.

milieu des nuages, saint Roch reçoit de Jésus-Christ la mission de soigner les malades atteints de la peste; dans le bas, des pestiférés invoquent le ciel [1].

Mais nous n'avons pas à nous arrêter sur ces peintures qui n'offrent au sujet de la représentation de la peste rien de spécial.

M. Marcel Lallemand nous a signalé une fresque de F. Dandini dans le cloître de l'église San Marco, à Florence, et représentant saint Antonin administrant les secours de la religion aux pestiférés. C'est une des rares peintures où se trouve la représentation du *gavocciolo*. En effet, un des malades du premier plan porte à l'aisselle gauche tournée du côté du spectateur la tuméfaction nettement circonscrite du bubon pestilentiel. Notre obligeant ami le docteur Tommaso-Tommasi (de Florence) a bien voulu nous en procurer une photographie, sur laquelle on peut distinguer en outre sur le côté interne de l'avant-bras la marque des traînées de lymphangite qui accompagnent l'inflammation ganglionnaire.

Mais de semblables détails ont été d'ordinaire négligés par les peintres qui se sont surtout attachés à rendre, dans leurs œuvres, les grands caractères de l'épidémie. Il n'est pas inutile, avant d'entreprendre l'étude de quelques-unes de ces représentations de la peste, de jeter un rapide coup d'œil sur la physionomie d'une ville ou d'une agglomération d'hommes atteinte par le terrible fléau.

Lucrèce, dans le sixième livre de son poème, *De rerum natura*, a donné de la terrible épidémie qui ravagea l'île d'Égine sous le règne d'Eaque, aïeul d'Achille, un tableau saisissant dont les traits principaux se retrouvent plus tard dans les grandes épidémies du moyen âge.

« Les chiens, les oiseaux, les brebis, les bœufs et les hôtes sauvages des forêts signalèrent la violence du mal, en succombant les premiers sous ses coups imprévus. Le malheureux laboureur s'étonne de voir tomber sous le joug ses taureaux les plus vigoureux et leur vie s'exhaler au milieu des sillons... Le fléau frappe de coups plus terribles les tristes habitants des campagnes; bientôt il établit son empire dans l'enceinte de cette vaste cité (Œnopie, siège de l'empire d'Eaque)... Rien n'arrête la violence du fléau, il se déchaîne avec fureur contre ceux mêmes qui travaillent à le détruire et la science devient funeste à celui qui l'emploie.

« Plus on s'approche du malade, plus on met d'empressement à le secourir et plus on marche à pas rapides vers la mort. Plus d'espoir de salut; le trépas seul apparaît comme le terme des souffrances; alors tous s'abandonnent à leur fantaisie; ils ne cherchent plus de remède utile à leurs maux et leurs maux sont, en effet, sans remède. Pêle-mêle et sans pudeur, ils se tiennent nus auprès des fontaines, des fleuves, des puits abondants;

1. Nous pouvons citer encore le tableau de David, à la Santé de Marseille, *Saint Roch intercédant pour les pestiférés*.

ils boivent, et leur soif ne s'éteint qu'avec la vie : plusieurs même, accablés par le mal et ne pouvant se relever, meurent au sein des eaux où d'autres viennent encore se désaltérer. On voit des malheureux s'élancer avec dégoût d'une couche odieuse, ou, si leurs forces se refusent à les soutenir, se rouler par terre, loin de leur maison qu'ils regardent tous comme un funeste séjour, accusant ainsi leurs pénates d'un fléau dont la cause est inconnue.

« Les uns, à demi morts, errent dans les rues, tant qu'ils peuvent se tenir debout; les autres pleurent étendus sur la terre et par un dernier effort agitent encore leurs paupières appesanties; ils tendent leurs bras vers les astres suspendus à la voûte des cieux et leur vie s'échappe au hasard dans les lieux où la mort vient les surpendre. »

Ovide et Virgile ont laissé des descriptions célèbres où de grands artistes ont puisé leurs inspirations, ainsi que nous le verrons plus loin.

Nous ne pouvons résister à la tentation de donner ici, au moins dans ses principaux traits, la description de la peste à Florence, en 1348, que Boccace, que nous avons déjà cité, a placée en tête de son joyeux *Décaméron*. Le tableau est si saisissant et si complet, qu'il nous évitera d'autres citations.

Après avoir très exactement décrit les symptômes que présentaient les malades, dans un passage rapporté plus haut, Boccace ajoute :

« Ce qui donna encore plus de force à cette peste, ce fut qu'elle se communiquait des malades aux personnes saines, de la même façon que le feu quand on l'approche d'une grande quantité de matières sèches ou ointes.

« Et le mal s'accrut encore non seulement de ce que la fréquentation des malades donnait aux gens bien portants la maladie ou les germes d'une mort commune, mais de ce qu'il suffisait de toucher les vêtements ou quelque autre objet ayant appartenu aux malades pour que la maladie fût communiquée à celui qui les avait touchés... Je dis que l'énergie de cette pestilence fut telle à se communiquer de l'un à l'autre, que non seulement elle se transmettait de l'homme à l'homme, mais, chose plus étonnante encore, qu'il arriva très souvent qu'un animal étranger à l'espèce humaine, pour avoir touché un objet ayant appartenu à une personne malade ou morte de cette maladie, tombait lui-même malade et périssait dans un très court espace de temps... De ces choses et de beaucoup d'autres semblables naquirent diverses peurs et imaginations parmi ceux qui survivaient, et presque tous en arrivaient à ce degré de cruauté d'abandonner et de fuir les malades et tout ce qui leur avait appartenu, et ce faisant, chacun croyait garantir son propre salut.

« D'aucuns pensaient que vivre avec modération et se garder de tout excès était la meilleure manière de résister à un tel fléau... D'autres, d'une opinion contraire, affirmaient que boire beaucoup, jouir, aller d'un côté et d'autre en chantant et en se satisfaisant en toute chose, selon son appétit, et rire et se moquer de ce qui pouvait advenir, était le remède le plus certain à un si grand mal. Et comme ils le disaient, ils mettaient de leur mieux leur théorie en pratique courant jour et nuit d'une taverne à une autre et faisant tout cela le plus souvent dans les maisons d'autrui, pour peu qu'il y trouvassent choses qui leur fissent envie ou plaisir. Et ils pouvaient agir ainsi en toute facilité, pour ce que chacun, comme s'il ne devait plus vivre davantage, avait, de même que sa propre personne, mis toutes ses affaires à l'abandon. Sur quoi, la plupart des maisons étaient devenues communes, et les étrangers s'en servaient lorsqu'ils les trouvaient sur leur passage, comme l'aurait fait le propriétaire lui-même...

« Par suite de ce deuil public, une telle épouvante était entrée dans les cœurs, aussi bien chez les hommes que chez les femmes, que le frère abandonnait son frère, l'oncle ses neveux, la sœur son frère, et souvent la femme son mari. Et, chose plus forte et presque incroyable, les pères et les mères refusaient de voir et de soigner leurs enfants, comme si ceux-ci ne leur eussent point appartenu. Pour cette raison, à ceux qui, et la foule en était innombrable, tombaient malades, il ne restait que la charité des amis — et de ceux-ci il y en eut peu — ou l'avarice des serviteurs qui, alléchés par des gros salaires continuaient à servir leurs maîtres... De cet abandon des malades par les voisins, les parents et les amis ainsi que de la rareté des serviteurs, provint une habitude jusque-là à peu près inconnue, à savoir que toute femme, quelque agréable, quelque belle, quelque noble qu'elle pût être, une fois tombée malade, n'avait nul souci d'avoir pour la servir un homme quel qu'il fût, jeune ou non, et de lui montrer sans aucune vergogne toutes les parties de son corps, absolument comme elle l'aurait fait à une femme, pour peu que la nécessité de la maladie l'exigeât ; ce qui chez celles qui guérirent fut sans doute cause, par la suite, d'une honnêteté moindre... Il était alors d'usage, comme nous le voyons encore faire aujourd'hui, que les parentes et les voisines se réunissent dans la maison du mort, et là pleurassent avec celles qui lui appartenaient de plus près. D'un autre côté devant la maison mortuaire, les voisins et un grand nombre d'autres citoyens se réunissaient aux proches parents, puis, suivant la qualité du mort, les prêtres arrivaient, et il était porté sur les épaules de ses égaux, avec une grande pompe de cierges allumés et de chants, jusqu'à l'église choisie par lui avant de mourir. Ces usages, dès que la fureur de la peste vint à s'accroître, cessèrent en tout ou en partie et des usages nouveaux les remplacèrent. C'est ainsi que les gens mouraient non seulement sans avoir autour de leur cercueil un nombreux cortège de femmes, mais il y en avait beaucoup qui s'en allaient de cette vie sans témoins ; et bien rares étaient ceux à qui les larmes pieuses ou amères de leurs parents étaient accordées. Au contraire, ces larmes étaient la plupart du temps, remplacées par des rires, de joyeux propos et des fêtes, et les femmes ayant en grande partie dépouillé la pitié qui leur est naturelle, avaient, en vue de leur propre salut, complètement adopté cet usage. Ils étaient peu nombreux ceux dont le corps était accompagné à l'église de plus de dix ou douze de leurs voisins ; encore ces voisins n'étaient-ils pas des citoyens honorables et estimés, mais une manière de croquemorts, provenant du bas peuple et qui se faisaient appeler fossoyeurs. Payés pour de pareils services, ils s'emparaient du cercueil, et à pas pressés, le portaient non pas à l'église que le défunt avait choisie avant sa mort, mais à la plus voisine, le plus souvent derrière quatre ou cinq prêtres et quelquefois sans aucun. Ceux-ci, avec l'aide des fossoyeurs, sans se fatiguer à trop long et trop solennel office, mettaient le corps dans la première sépulture inoccupée qu'ils trouvaient.

« La basse classe, et peut-être une grande partie de la moyenne, était beaucoup plus malheureuse encore, pour ce que les gens retenus la plupart du temps dans leurs maisons par l'espoir ou la pauvreté, ou restant dans le voisinage, tombaient chaque jour par milliers, et n'étant servis ou aidés en rien, mouraient presque tous sans secours. Il y en avait beaucoup qui finissaient sur la voie publique, soit de jour, soit de nuit. Les voisins, mus non moins par la crainte que par la charité envers les défunts, avaient adopté la méthode suivante : soit eux-mêmes, soit avec l'aide de quelques porteurs quand ils pouvaient s'en procurer, ils transportaient hors de leurs demeures les corps des trépassés et les plaçaient devant le seuil des maisons où, principalement dans la matinée, les passants pouvaient en voir un grand nombre. Alors, on faisait venir des cercueils, et il arriva que faute de cercueils, on plaça les cadavres sur une table. Parfois, une seule bière contenait deux ou trois cadavres, et il n'arriva pas seulement une fois, mais bien souvent, que la femme et le mari, les deux frères, le père et le fils furent ainsi emportés ensemble... Les choses en étaient venues à ce point qu'on ne se souciait pas plus des hommes qu'on se soucierait à cette heure d'humbles chèvres... La terre sainte étant insuffisante pour ensevelir la multitude des corps qui étaient portés aux diverses églises chaque jour et quasi à toute heure... on faisait dans les cimetières des églises, tant les autres endroits étaient pleins, de très larges fosses, dans lesquelles on mettait les survenants par centaines. Entassés dans ces fosses, comme les marchandises dans les navires, par couches superposées, ils étaient recouverts d'un peu de terre jusqu'à ce qu'on fût arrivé au sommet de la fosse... Si longue et si grande fut la cruauté du Ciel et peut-être celle des hommes, qu'entre le mois de mars et de juillet suivant, tant par la force de la peste que par le nombre des malades mal servis ou abandonnés grâce à la peur éprouvée par les gens bien portants, plus de cent mille créatures perdirent certainement la vie dans les murs de la cité de Florence... »

La mortalité n'était pas moindre en France, où les mêmes malheurs occasionnaient les mêmes troubles et entraînaient une égale perversion des sentiments les plus profonds et les plus sacrés.

On lit à la fin du traité de maître Richard de Saint-Victor, de Paris[1] « L'an de grâce

1. *Tractatus magistri Ricardi Sancti Victoris parisiacensis* (ms. 2588, f. lat., B. N.) (cité par Rebouis).

mil et CCCXLVIII environ, le Saint-Jacque, entra le grant mortalité en Normandie et y vint parmi Gasconque et Poitou et parmi Bretengne, et s'en vint tout droit en Piquardie, et fu si très horrible que es ville où elle entrait, il mourait plus des deus pars des gens et n'osait le père aler veir son fiex, ne le frère se seur et ne trouvait-on qui vonsist garder l'un l'autre, pour che que quant on sentait l'alaine l'un de l'autre, nul n'en pooit escaper; si que il fu tel enre que on ne pooit trover qui portast les mors enfuir et disait-on que le monde finissait; et en che temps, estait mestre pieres Rogier pape de Rome et avait esté archevêque de Roen et l'apela on pape Clément, et Phelippe de Valois estait Roy de Franche, et Raoul comte de Eu et de Gygnes, sire du Chastiel-Chinon et Jehan de Mareguy estait archevesque de Roen. »

On comprend que l'art qui vit d'émotions ait trouvé dans de semblables malheurs une source inépuisable d'œuvres puissantes. Et dans la peinture de ces grandes calamités où les sentiments les plus divers se faisaient jour, où les scènes les plus terribles pouvaient prendre place à côté des plus touchantes, les artistes trouvaient l'occasion de déployer toutes les ressources de leur génie.

Aussi n'y ont-ils pas manqué.

Nous citerons tout d'abord une admirable composition de Raphaël, inspirée de l'*Enéide*. Elle a été gravée par Marc-Antoine, sous le nom de « il Morbetto », la Peste.

Un dieu Terme, monté sur un long piédestal, divise le champ du tableau. A gauche le regard pénètre dans l'intérieur d'une maison. Un jeune homme, avec une torche à la main, vient compter le nombre des animaux qui ont succombé; de sa main il empêche un des moutons d'approcher de ceux qui sont morts, parmi lesquels on distingue une brebis ayant encore un jeune agneau pendu à sa mamelle tarie. Au fond, un bœuf couché regarde la scène avec mélancolie. Au-dessus de cette étable jonchée de cadavres, dans une chambre où pénètre un vif rayon de lumière, deux femmes assistent un moribond qui semble se détourner d'elles et fuir leurs soins. Dans l'autre partie de la composition l'artiste nous montre une place publique où s'étalent de nouvelles scènes de désolation. Au premier plan, une femme, une mère est étendue morte, son enfant est près d'elle qui cherche encore son sein glacé. Mais un homme le repousse d'une main, pendant que de l'autre il se couvre le nez et la bouche pour échapper aux miasmes pestilentiels émanés du cadavre. Derrière ce groupe, une femme plus âgée se détourne avec horreur, un homme s'enfuit; un vieillard accablé par la douleur ou déjà atteint par le fléau, cache sa tête dans ses bras. Enfin, au fond de ce lugubre tableau, la ville est morte et silencieuse. « Plus on regarde cette composition, dit M. Gruyer[1], plus l'esprit s'attache et plus le cœur s'émeut, tant il y a de vérité dans la forme et de sincérité dans les intentions. Le sujet est horrible; mais ainsi rendu, ce n'est pas l'horreur qu'il nous inspire, c'est à la pitié qu'il nous gagne. »

1. *Raphaël et l'Antiquité*, II, page 97.

Nous rapprocherons de la composition de Raphaël un tableau de Nicolas Poussin, qui peut, à notre avis, soutenir le parallèle. Il représente la *Peste des Philistins*. L'artiste y a suivi pas à pas le récit de l'Ancien Testament, et son inspiration ne s'en est point trouvée refroidie. Si la nature du mal ne s'y révèle par aucun signe technique, les ravages d'une épidémie meurtrière y sont traduits d'une façon saisissante.

La peste est dans la ville d'Azoth, la voie publique est encombrée de morts et de mourants. Au premier plan se place un épisode inspiré de Raphaël. En effet une mère

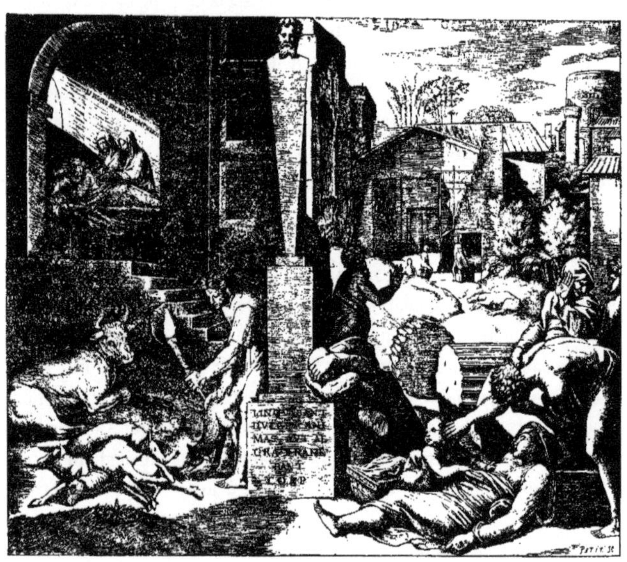

« IL MORBETTO » DE RAPHAEL.

D'après une gravure de Marc-Antoine.

morte est étendue sur le sol entre ses deux enfants. L'un d'eux cherche encore son sein tari; mais un homme, qui s'approche en se couvrant le nez et la bouche d'une main, l'en écarte de l'autre. Le même geste est reproduit par un autre personnage, sur la gauche, qui empêche d'approcher un gros enfant qui s'avance ingénument. Tout autour, des malades s'appuient sur des fûts de colonnes brisées. Dans l'angle de droite un moribond se tord dans les souffrances de l'agonie. Le geste de douloureuse pitié d'un homme qui se tourne vers la droite, nous indique quelles lamentables scènes se déroulent également de ce côté. Sur la place s'élèvent le temple et les autres monuments de la ville avec leur architecture régulière et massive. Le grand prêtre montre aux princi-

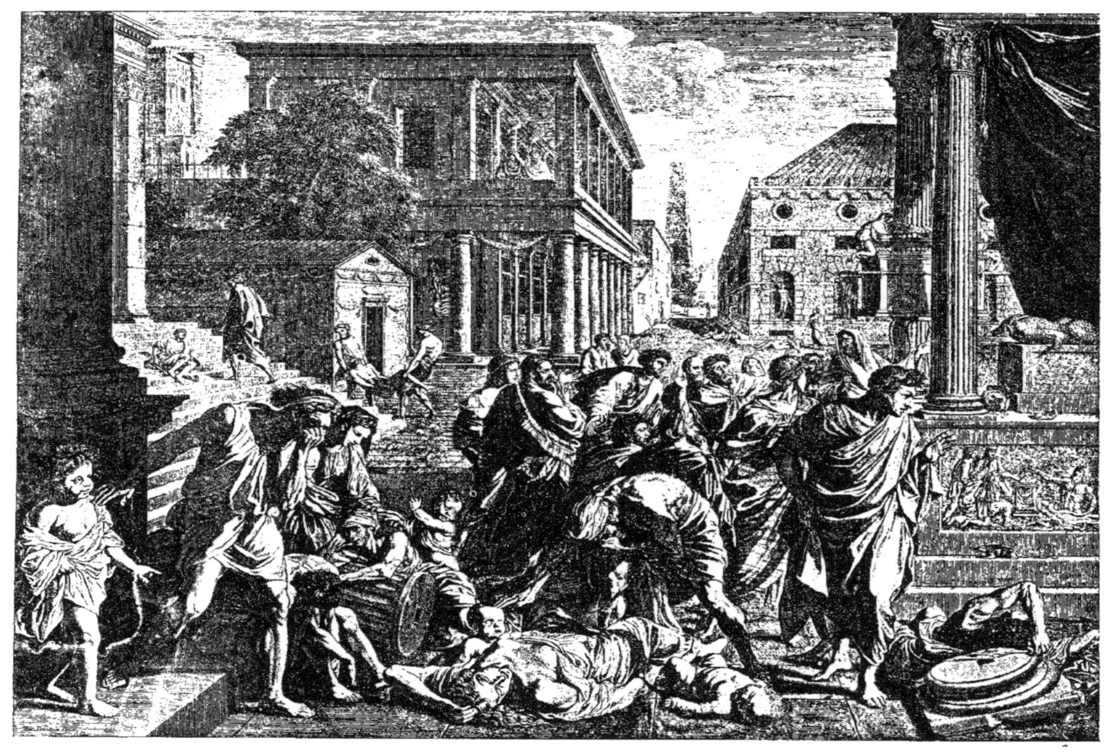

LA PESTE DES PHILISTINS, PAR NICOLAS POUSSIN

paux de la cité l'idole de Dagon renversée, la tête et les mains brisées, devant l'arche du Seigneur dont les Philistins s'étaient emparé. A cette vue les sentiments les plus divers se manifestent; c'est l'effroi, la surprise, la crainte, la colère. Au loin, le fléau continue ses ravages. Dans les rues désertes des malheureux agonisent. Une légion de rats envahit la ville.

Le Poussin a consacré à la peinture de la peste un second tableau, qui se trouve en Angleterre (collection Peter Miles, à Leigh Court) et qui raconte la fameuse épidémie d'Athènes[1].

Pierre Mignard a peint un remarquable tableau consacré également à la représentation d'une grande épidémie antique. Il compte parmi les plus remarquables de ses dernières années. C'est la peste d'Epire. « Tableau pathétique, dit M. Charles Blanc, dont il avait puisé, dit-on, les pensées dans la grande âme de Dufresnoy, tableau admirable que Le Poussin lui-même n'eût pas désavoué, tant l'expression en est forte, tant il y a de grandeur dans l'ordonnance, particulièrement dans l'invention de cette fontaine qui se précipite en cascade au fond du tableau et vers laquelle les pestiférés moribonds se traînent pour étancher la fièvre qui les dévore... » Mais ce n'est là qu'un détail, au milieu des épisodes de cette vaste composition. Au milieu de la désolation universelle une grande idée surgit admirablement imprimée par le peintre, c'est celle du dévouement qui dans ces grandes calamités rachète les défaillances et la lâcheté du plus grand nombre. Au premier plan un médecin succombe, victime du devoir. Il est terrassé par le fléau au moment où il allait ouvrir l'abcès de l'aisselle d'une pestiférée. Il se renverse en arrière laissant échapper la lancette et le petit bassin destiné à recevoir le pus. L'aide qui soutenait la femme se précipite pour le retenir; derrière, un homme se détourne avec effroi devant un coup aussi subit. Nous signalerons, sans y insister, l'intention naturaliste du peintre qui a placé l'abcès pestilentiel à son siège d'élection, dans l'aisselle, comme nous l'avons rappelé plus haut. Un peu plus loin sur la droite, un homme, accompagné de plusieurs aides, distribue des secours et des médicaments, pendant qu'un autre donne à boire à un pestiféré. Dans l'angle de gauche, c'est une jeune femme qui cherche à administrer quelque calmant à une malade étendue à terre, et près de laquelle une jeune fille et un enfant répandent des larmes. Ailleurs, c'est une jeune mère expirante qui porte encore sur les genoux le cadavre de son enfant; c'est un homme qui transporte dans ses bras une grande jeune fille; c'est une mère qui s'arrache les cheveux à la vue de son enfant qui vient d'expirer. Enfin, d'une demeure s'élance à demi nu un malheureux en proie au délire de la fièvre et qu'une jeune femme cherche à retenir.

1. *La Peste d'Athènes*, gravée par J. Fittler, faisait partie vers 1837 de la collection Peter Miles, à Leigh Court (Angleterre) : Smith l'a décrite dans son Catalogue raisonné (VIII, n° 169) et en a vanté le caractère dramatique et saisissant.

Sur le péristyle du temple, les prêtres offrent des sacrifices pour fléchir le courroux céleste, et la foule se prosterne avec des gestes de désespoir et de supplication [1].

Mignard avait déjà peint les scènes de désolation de la peste dans un tableau représentant *Saint Charles communiant les malades frappés de la peste*, destiné au maître-autel de saint Charles de' Catenari, et dont l'original a aujourd'hui disparu. La belle estampe de Fr. de Poilly permet de s'en faire une idée [2].

Le musée du Louvre possède un tableau de Jakob van Oost (le Vieux) représentant saint Charles Borromée communiant les pestiférés à Milan, en 1576. Nous avons peu de choses à en dire. Au premier plan, des cadavres et parmi eux celui d'une mère étendue entre ses deux enfants, dont l'un mort également porte déjà les marques de la décomposition. Ici se place une scène renouvelée de Raphaël et que nous avons également signalée dans la *Peste des Philistins* du Poussin. L'enfant qui survit cherche encore la mamelle aujourd'hui glacée qui l'a nourri, mais un homme l'en écarte d'une main en même temps que de l'autre il se bouche les narines. Au milieu, sur le second plan, le saint, suivi de trois acolytes, tient un calice et donne la communion à quatre personnes agenouillées à gauche devant lui.

Le musée de Rouen renferme un tableau de Lemonnier Gabriel sur le même sujet. Nous n'avons pas à nous y arrêter, pas plus que sur la fresque de Saint-Sulpice, qui représente également *Saint Charles Borromée au milieu des pestiférés* [3].

1. Notre ami le Dr Tommaso-Tommasi nous a fait connaître un tableau du XVIIe siècle qui se trouve dans l'église de l'Imprunета à Gallazzo près Florence et qui représente la fameuse peste qui eut lieu dans cette ville. Il est d'ailleurs d'un mérite artistique fort secondaire et si nous le rapprochons ici des tableaux de Nicolas Poussin et de Pierre Mignard dont il vient d'être question, c'est que les emprunts faits aux compositions de ces deux maîtres y sont flagrants. Sur la gauche, au premier plan, nous retrouvons toute la scène du médecin peint par Mignard au moment où il succombe au fléau au milieu de l'exercice de ses fonctions. Plus loin cet homme qui se penche sur un cadavre de femme en se bouchant le nez, ainsi qu'un petit cadavre d'enfant, au premier plan, sont manifestement empruntés à la *Peste des Philistins* de Nicolas Poussin. Nous devons à l'obligeance du chevalier Marzichi et de M. Pelli-Fabbroni, de très bonnes photographies de ce tableau.

2. A propos du *Saint Charles*, il arriva à Mignard une petite aventure que les biographes ont trouvée digne d'être rapportée et qui prouve qu'il cherchait à s'entourer de documents précis et pris sur nature. « Mignard, dit Ch. Blanc, avait besoin pour son tableau de faire une étude d'après un homme mort ; le frère Vidal, capucin français, lui promit cette satisfaction et lui donna rendez-vous la nuit dans son église, où devait être exposé un corps mort à visage découvert, selon l'usage d'Italie. Le capucin lui tint compagnie pendant quelque temps ; mais, rappelé par le son d'une cloche à quelque devoir monastique, il demanda au peintre s'il n'aurait aucune inquiétude à demeurer seul dans l'église à pareille heure, à côté d'un cadavre. Mignard l'assure qu'il ne connaissait pas ces frayeurs. Peu de temps après le départ du capucin, le billot qui soutenait la tête du mort se dérangea par un faux aplomb, le corps remua, il se fit un bruit redoutable et la lumière s'éteignit. La surprise, les ténèbres, l'épuisement des esprits causé par un travail nocturne, tout cela jeta Mignard dans une de ces terreurs qui peuvent s'emparer du plus intrépide. Il voulut se sauver, se diriger vers la porte et risqua de se blesser en la cherchant. Heureusement qu'une lumière parut, le frère Vidal revint et ne manqua pas de railler le peintre sur le courage dont il s'était vanté et qu'il avait sitôt démenti. On replaça le mort dans sa première attitude ou plutôt dans sa dernière, et Mignard acheva son étude. »

3. Charles Blanc fait beaucoup d'éloges d'un tableau de Carle Vanloo, autrefois à Notre-Dame de Paris, également consacré à la peste de Milan. Notre ami le Dr Tommaso-Tommasi nous signale un tableau de Fran-

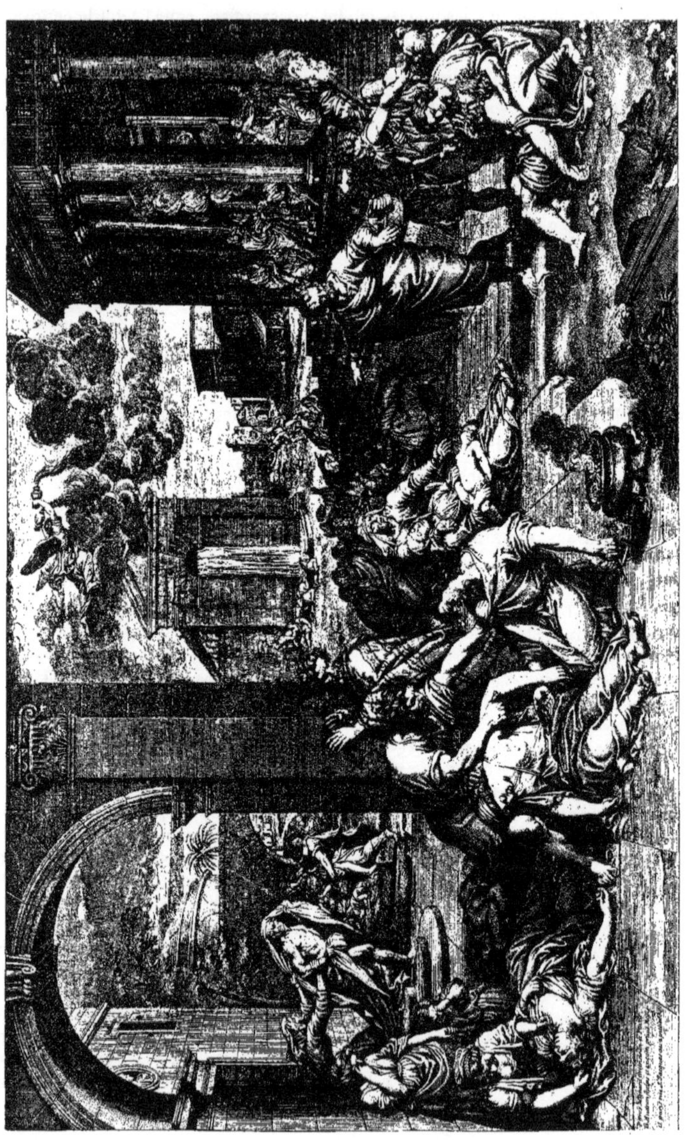

LA PESTE D'ÉPIRE, PAR PIERRE MIGNARD.

Les grandes épidémies de peste du moyen âge ont eu également leurs peintres. Cigoli a représenté la peste de Florence en 1348, cette terrible épidémie dont Boccace a fait une description que nous avons rapportée presque en entier plus haut. Ce tableau se trouve dans l'église de la Miséricorde, à Florence. Mais Cigoli, qui vivait beaucoup plus tard (1559-1613), comme beaucoup de ses prédécesseurs qui avaient peint la *Peste des Philistins* ou la *Peste d'Athènes*, n'a pu faire là qu'une œuvre d'imagination, aidé par les récits que les contemporains en avaient laissés. Il n'en est pas de même de Micco Spadaro qui peignit la peste de Naples, en 1656, et qui à cette époque, âgé de quarante-quatre ans, jouissait de la plénitude de son talent. Son tableau conservé au Musée national de Naples nous montre la place Mercatello littéralement jonchée de morts et de mourants.

Comme Micco Spadaro, Michel Serres, au siècle suivant, retraça les scènes dont il avait été témoin pendant l'épidémie qui ravagea Marseille en 1720.

Un autre contemporain de la peste de Marseille, le peintre J.-F. de Troy, a également reproduit sur la toile ces scènes de deuil, et son tableau est considéré à juste titre comme un chef-d'œuvre.

La peinture de J.-F. de Troy qui se trouve actuellement au musée de Marseille, a été exécutée en 1722 pour le chevalier Rose, qui se signala par un dévouement héroïque durant cette peste ; elle le montre dirigeant les forçats qui enterrent les pestiférés dans les excavations du bastion de la Tourette. Cette vaste composition offre un singulier mélange de réalité et de fantastique. « L'esprit, dit M. Marius Chaumelin[1], est saisi d'épouvante en face de cette scène inouïe où les vivants, poussés en apparence par une fureur sacrilège, étreignent violemment les morts, les soulèvent, les apportent en courant, et les précipitent dans la fosse béante. Des cavaliers parcourent à toute bride cette mêlée monstrueuse, et, pour ajouter à l'horreur de ce spectacle fantastique, des anges secouent du haut des nues des torches enflammées. On a besoin de savoir quel dévouement a rassemblé ces hommes dans ce lieu sinistre. S'ils vont vite à la besogne, c'est que chaque bouffée d'air qu'ils aspirent peut les empoisonner, c'est que le contact de ces chairs putréfiées est contagieux. Il faut renoncer à décrire tous les détails de ce tableau : les cadavres bizarrement amoncelés, tous les sexes, tous les âges rapprochés dans cet effroyable charnier, et au milieu des forçats demi-nus qu'il dirige et stimule, le chevalier Rose est impassible sur un cheval qui hennit. »

La peste de Marseille, de François Gérard, est conçue dans un tout autre ordre d'idées.

cesco Gossi, dans l'église dei Poveri, à Bologne, *Saint Charles Borromée pendant la peste de Milan;* puis deux autres sur le même sujet l'un de Baldassane Franceschini dans l'église des Barnabites, à Pescia, l'autre de Cigoli dans l'église de Santa-Maria Nuova à Cortone.

1. *Les Trésors d'art de la Provence*, p. 249.

Ce tableau donné par l'auteur est placé dans la salle du conseil de l'intendance sanitaire à Marseille, où il fait pendant à la *Peste de saint Roch*, de David.

La scène se déroule sur un champ beaucoup moins vaste. Un épisode du premier plan, dont les personnages occupent presque toute l'étendue de la toile, attire l'attention du spectateur. Une mère, assise sur une caisse, tient entre ses genoux son fils aîné enveloppé dans une couverture et tombant de faiblesse; le plus jeune des enfants, appuyé contre la mère, regarde d'un œil presque indifférent le spectacle horrible d'un pestiféré qui se tord dans d'affreuses convulsions. Le malade, dans son délire, a arraché les bandages et les linges dont on l'avait enveloppé. Il porte à l'aisselle droite un linge par lequel le peintre semble avoir voulu indiquer le siège du mal. A droite, un forçat entraîne des cadavres. A gauche, sous une tente, des pestiférés sont entassés pêle-mêle. Au fond, l'évêque Belzunce distribue des secours[1].

Citons encore à la Santé, de Marseille, un bas-relief du Puget représentant la peste de Milan. Devant un groupe de morts et de mourants, saint Charles Borromée adresse ses supplications au ciel. Au premier plan, un homme traîne un cadavre dont on n'aperçoit que les jambes. Dans le fond, une femme manifeste violemment son désespoir près du lit sur lequel est étendu un mort.

Le célèbre tableau de Gros au musée du Louvre, les *Pestiférés de Jaffa*, est trop connu pour que nous en donnions ici une longue description. Néanmoins nous aurons à relever à ce sujet une erreur d'interprétation commise par un critique d'art autorisé, et qu'explique seule une insuffisance de connaissances spéciales relatives à la peste; c'est pourquoi nous sommes obligés d'entrer dans quelques détails que nous empruntons à Charles Blanc.

Ce tableau fut commandé à Gros par le premier consul. Mais comment peindre la peste de Jaffa sans l'avoir vue et à quinze cents lieues de la Syrie?

L'artiste alla trouver Denon, qui lui raconta la scène comme elle s'était passée dans la mosquée servant d'hôpital. Gros prend un vaste carré de papier; il y jette à la hâte la description de Denon; ce croquis est aujourd'hui entre les mains de M. le Dr H. Larrey, et Delestre possédait à peu près la même composition ébauchée en bitume. Ce projet primitif a été dans la suite complètement modifié par le peintre, et il est infiniment curieux de passer par le chemin qu'a parcouru son génie avant d'arriver au tableau de Jaffa tel que nous le connaissons. Dans ce projet, le général Bonaparte, comme

1. Le musée de Marseille possède encore un tableau de Mansiau consacré au dévouement de Monseigneur de Belzunce. L'évêque est représenté au milieu des pestiférés, donnant la communion aux mourants. Une femme à demi couchée, soutenue par un vieillard et qui communie. Belzunce est le seul personnage dans l'étude duquel le peintre se soit peut être préoccupé de la réalité pathologique. Elle est en effet fort rouge et l'on peut supposer qu'il a voulu donner par là l'idée de la fièvre. Nous devons cette appréciation à notre regretté ami le docteur Bernard, de Marseille, qui s'était mis obligeamment à notre dispositon pour la recherche des documents artistiques pouvant nous intéresser et se trouvant dans cette ville.

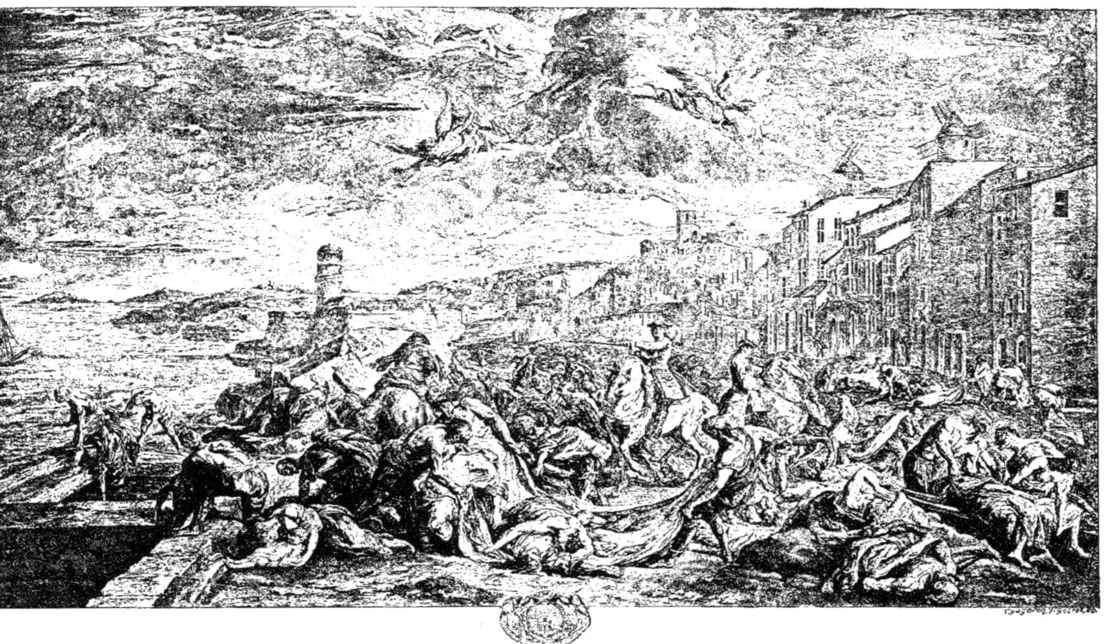

LA PESTE DE MARSEILLE, PAR J.-B. DE TROY.

autrefois saint Louis, prend dans ses bras le corps d'un pestiféré que soutient un Arabe effrayé de tant de courage. « Après avoir si naïvement accusé le vrai, ajoute M. Ch. Blanc, Gros s'en repentit, et ce fut peut-être un tort. Il crut que le héros de l'Égypte ne devait pas se conduire comme un simple aide chirurgien; mais il ne prit pas garde que la crudité du fait, ici, était une beauté de premier ordre, une inconvenance héroïque. Dans l'esquisse, Napoléon agit; dans le tableau, il joue son action... Qui saura décider si la vérité, dans son énergie, valait mieux que cette imposante mise en scène de Napoléon devant la postérité? »

Mais il manque un trait à cette description.

En effet, dans le tableau, Bonaparte, dans un geste de dignité un peu théâtrale, touche non pas la poitrine, mais l'aisselle d'un pestiféré qui s'approche de lui. « Que de naïveté, que de naturel, exclame Ch. Blanc, dans le geste du malade qui porte involontairement la main à sa chevelure pour saluer l'illustre visiteur! » Il n'est pas nécessaire d'y regarder à deux fois pour reconnaître que Ch. Blanc se trompe et que ce geste ne saurait être en aucune façon le salut militaire d'un vieux troupier devant le général en chef. Le pestiféré lève le bras droit en effet, mais c'est pour découvrir l'aisselle où siège le mal tant redouté, la tumeur pestilentielle. Et le geste de Bonaparte acquiert une signification plus haute, puisqu'il touche non pas une partie quelconque du corps, mais la région où se concentre pour ainsi dire toute l'intensité du terrible fléau. Si l'on y réfléchit, on trouvera cette interprétation toute naturelle, et l'on devine la scène qui a précédé. Le médecin, qui accompagne le général en chef, veut lui faire voir le signe caractéristique du mal, le bubon. Sur un ordre, un pestiféré se dépouille d'une partie de ses vêtements, qu'il retient encore de la main gauche, pendant que le bras droit soulevé met à découvert l'aisselle.

Ce tableau, lorsqu'il figura au salon de 1804, fit une véritable révolution dans la peinture. « En un temps, dit Ch. Blanc, où l'école ignorait ou méconnaissait la couleur, c'était de l'imprévu que ce riche costume du général en chef, cette chaude lumière, ces chairs morbides et la verte pâleur des moribonds, et ces voyantes écharpes, et ces plumes blanches, et ce luxe d'exécution sur des armes touchées avec amour et reluisant au soleil d'Asie. Au milieu des immobiles divinités de la Fable apparaissaient tout à coup le chapeau français, l'uniforme et le sabre bientôt consulaires; la nature, franchement attaquée jusqu'en ses altérations, s'offrait à des yeux façonnés aux conventions de l'École. Gros avait mis du sang dans les chairs, de l'humidité dans les regards, et à côté de tant de peintres qui donnaient à la vie l'aspect du marbre il donnait lui-même à ses mourants l'aspect de la vie. Aussi jamais enthousiasme ne fut plus vif; sans attendre l'arrêt de l'opinion, les artistes suspendirent au sommet du tableau de *Jaffa* une longue branche de palmier; le public entraîné à son tour couvrit de couronnes toute la bordure... »

LES MALADES

Nous réunissons, sous ce titre, un certain nombre d'œuvres qui n'ont pu trouver place dans les chapitres précédents et qui se rapportent à la médecine ou aux médecins.

On comprend qu'il n'est pas nécessaire d'être grand clerc en médecine pour juger de l'œuvre d'un artiste qui aura surtout cherché à exprimer l'idée générale de la maladie, en peignant l'épuisement, l'abandon des forces qui font comme le fond commun de tous les désordres pathologiques, et la douleur qui en est l'accompagnement le plus fréquent. Mais il n'en est pas de même, en face d'autres œuvres plus précises, dans lesquelles l'homme de l'art peut, par ses connaissances spéciales, relever certains détails restés inaperçus, donner à d'autres leur véritable signification, juger en un mot de l'ensemble au point de vue de la vérité technique.

Nous n'oublions pas que tel est le rôle que nous nous sommes assignés, bornant nos efforts à fournir à la critique les renseignements spéciaux que nous sommes à même de lui donner.

Malgré l'inégal intérêt que présentent à nos yeux les deux catégories de spécimens que nous venons de signaler, nous ne pouvons nous dispenser néanmoins de citer les uns comme les autres.

Au premier rang, voici plusieurs scènes d'hôpital.

Une fresque de Taddeo di Bartolo (1363-1422), un des derniers maîtres de l'école siennoise, nous montre l'intérieur d'une salle d'hôpital au moment où l'on donne les soins aux malades. La reproduction au trait que nous en donnons nous dispense de longs commentaires. Elle a surtout un intérêt au point de vue des mœurs et des usages hospitaliers de l'époque, et le lecteur pourra y relever plus d'un détail curieux.

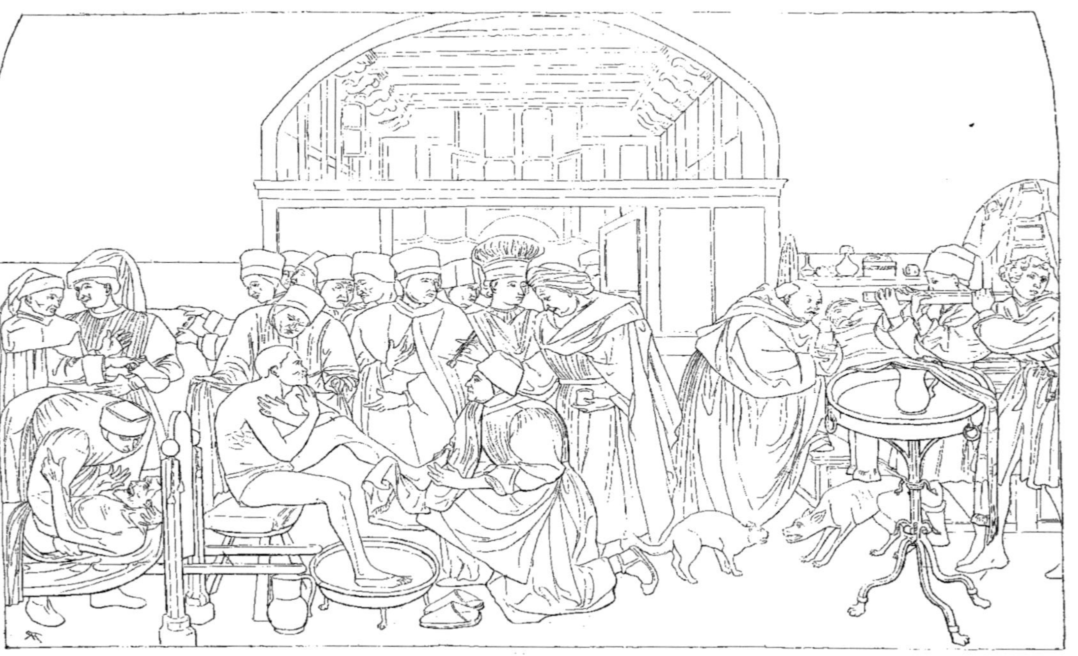

FRESQUE DE L'HOPITAL DE SIENNE, PAR TADDEO DI BARTHOLO.

Une miniature du XVe siècle nous montre une salle de malades à l'Hôtel-Dieu. Elle provient d'un manuscrit sur vélin, composé sur l'ordre et aux frais de maître Jehan Henry, conseiller du roi, président de la chambre des enquêtes de la cour du Parlement, chantre de l'église et proviseur de l'Hôtel-Dieu de Paris, pour célébrer les louanges de l'Hôtel-Dieu, et faire connaître l'administration de cet hôpital au temporel et au spirituel [1].

Cette peinture a surtout un intérêt historique. On y voit les malades couchés à deux dans un lit, recouverts jusqu'au cou par des draps bien tendus, ou passant au dehors leurs bras nus. L'un boit une tasse de tisane, l'autre tient sa joue de la main gauche. Tous ont des airs plus ou moins piteux. Sur le devant, quatre figures allégoriques, d'une

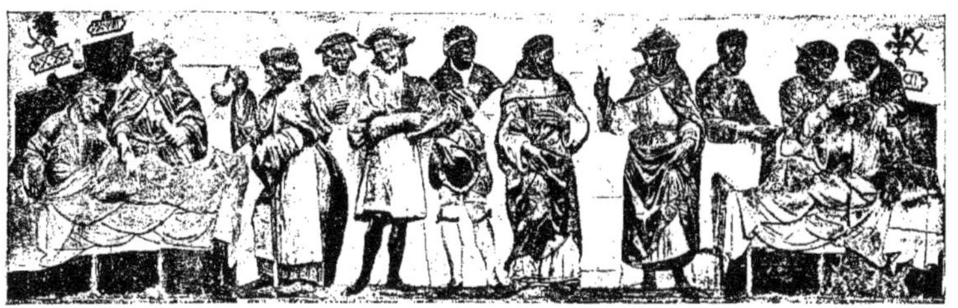

ÆGROS CURARE.

Bas-relief en terre cuite émaillée ornant la façade de l'hôpital de Pistoia, par Luca della Robbia.

haute stature, la Prudence, la Tempérance (modération de passions), la Force, la Justice. Près d'elles sont les sœurs professes et les novices.

Parmi les magnifiques bas-reliefs en terre cuite émaillés, de Luca della Robbia, qui ornent la façade de l'hôpital de Pistoia et représentent les Œuvres de miséricorde, le segment consacré aux soins prodigués aux malades, « ægros curare », est un morceau exquis, d'ailleurs bien connu. Les deux extrémités sont occupées par deux malades couchés dans leur lit. Celui de gauche est un fébricitant. Il se soulève avec peine, la tête retombe en avant, la figure exprime la souffrance et l'épuisement, la bouche entr'ouverte marque l'oppression. Nous reconnaissons cette physionomie pour l'avoir rencontrée pour ainsi dire, à chaque pas dans nos salles d'hôpitaux. Près de lui, le médecin vêtu encore de son manteau lui tâte le pouls dans une attitude supérieurement rendue de calme, de dignité et de recueillement. Il a dû retirer pour cette opération ses gants, qu'il tient de la main gauche. Au pied du lit, un aide soulève un vase à large encolure

1. Nous avons trouvé l'indication de ce document en même temps que sa reproduction dans le *Magasin pittoresque*, 1879, p. 141.

qui pourrait bien être un urinal. Le même vase se retrouve dans la fresque de Taddeo di Bartholo, signalée plus haut. Le malade de l'angle de droite, appartient à une autre catégorie. Également dans son lit, comme doit être tout malade au moment de la visite, il est assis plus franchement sur son séant. Là, pas de fièvre, ni d'épuisement général. L'affection est toute locale, elle siège au cuir chevelu. Deux personnages regardent de près et se livrent à un examen qui n'est pas sans douleur, ainsi que le témoigne le geste si bien observé que le patient fait de la main droite. Près d'eux son aide tient un plat avec des médicaments.

Dans le bréviaire Grimani, conservé à la Bibliothèque Saint-Marc à Venise, il existe, parmi les illustrations qui entourent le calendrier, une petite miniature des plus inté-

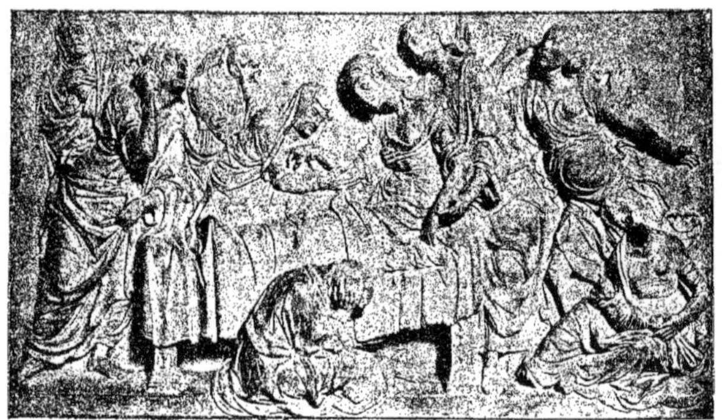

MORT DE LA FEMME DE TORNABUONI.

Bas-relief tumulaire en marbre, de Verrochio. Musée national de Florence.

ressantes pour nous, au bas de la page consacrée au mois de septembre. C'est une scène de petite chirurgie très finement interprétée. Elle se passe dans la boutique du chirurgien, ou mieux du barbier. L'opérateur, qui porte sa trousse à sa ceinture, s'apprête, la lancette à la main, à pratiquer la saignée. Il s'y prend de la bonne façon, et l'attention qu'il y apporte nous assure de la réussite de l'opération. Le patient d'ailleurs paraît peu inquiet; il lui abandonne son bras droit pendant que, de la main gauche, il tient lui-même le bassin destiné à recevoir le sang. On voit au-dessus du pli du coude le lien destiné à interrompre le cours du sang, et le gros bâton que l'opéré serre de la main droite a un double but; il sert de point d'appui pour le soutien du membre tout entier, en même temps que par la pression dont il est l'objet, il fait refluer le sang des parties profondes vers la veine ouverte. C'est une manœuvre encore usitée aujourd'hui et tous les traités de petite chirurgie conseillent, en semblable occurrence, de placer dans la main du bras qui doit être saigné un objet quelconque, le plus souvent un petit rouleau de bandes, pour faciliter la contraction musculaire dont le but est d'activer le cours du sang en vidant les veines profondes.

Un bas-relief tumulaire en marbre (au Musée national, à Florence) de Verrochio, représente une scène émouvante, la mort de la femme de F. Tornabuoni. La mourante succombe aux suites d'un accouchement. L'enfant entouré de bandelettes est sur les genoux d'une femme assise à terre près du lit. Et si la douleur qu'éprouvent les assistants se manifeste par des gestes quelque peu outrés, la malade est représentée dans une attitude affaissée pleine de vérité.

Nous citerons seulement pour mémoire les figures de malades de Pesello (Francesco)

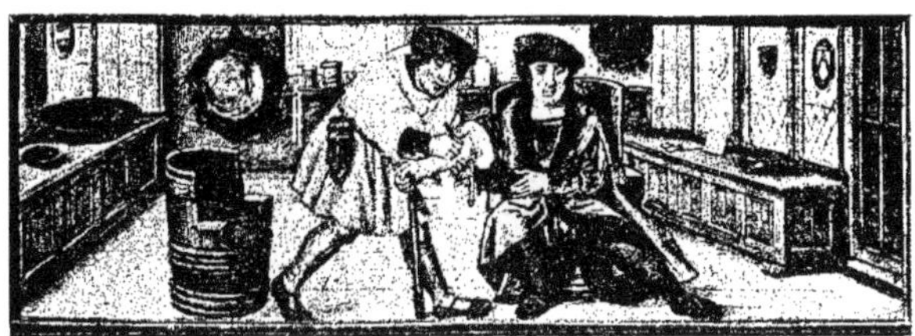

LA SAIGNÉE.

Miniature du bréviaire Grimani, conservé à la bibliothèque Saint-Marc, à Venise.

dit il Pesellino, dans un fragment de rétable, au musée du Louvre, représentant saint Côme et saint Damien s'aidant fraternellement à panser un malade ; de Bicci di Lorenzo dans un tableau aux Offices à Florence, *Saint Côme et Saint Damien enlevant une jambe gangrenée et toute noire à un malade ;* de Andrea Pisano dans un losange du Campanile de Giotto, *l'Extrême-Onction ;* de Andrea Riccio dans un bas-relief en bronze du musée du Louvre, *la Maladie*, etc... Nous ferons remarquer, à propos de malades alités, que les patients étaient couchés complètement nus dans leurs lits.

Nous ne pouvons, en vérité, passer sous silence les petits chefs-d'œuvre des peintres hollandais et flamands du XVIIe siècle, dans lesquels la maladie a servi de prétexte à des scènes d'intérieur pleines de charme et d'intimité.

C'est dans une chaumière au milieu des paysans que nous conduit A. Brauwer dans son tableau du musée de Vienne, intitulé *Opération chirurgicale*. Cette opération consiste en un simple pansement. Le patient est un pauvre hère qui ne retient point ses cris de douleur, pendant que le médecin retire avec précaution cependant le linge qui recouvre une plaie du dos du pied. Dans le fond, près d'une table, une femme découpe avec des ciseaux un nouvel emplâtre. Près de là, un homme appuyé sur un bâton montre une compassion pleine de bonhomie, tandis qu'un farceur qui entr'ouvre la porte rit des plaintes du malheureux.

Il existe du même peintre, au musée de Munich, un tableau intitulé *le Pédicure*. L'opérateur procède avec un soin qui mérite les plus grands éloges, et avec toute l'attention nécessaire au succès de son opération. Le tableau dont nous donnons la

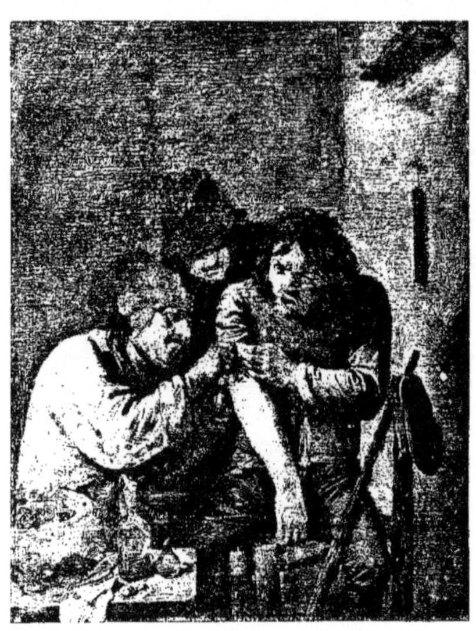

LE MÉDECIN DE VILLAGE, PAR ADRIEN BRAUWER.

Musée de Munich.

gravure se trouve également au musée de Munich. C'est aussi une scène de pansement.

Enfin le musée du Louvre (collection La Caze) possède également un petit tableau de Brauwer, consacré à la chirurgie. Assis sur le rebord d'une table, un paysan, l'épaule nue, les traits contractés par la douleur, pousse des cris perçants, pendant que le chirurgien sonde la plaie. Sur la droite, un élève prépare une compresse.

C'est ici que nous devons citer le tableau si connu de Gérard Dow, *la Femme hydropique*, également au musée du Louvre. La scène se passe dans un riche intérieur dont les détails d'ameublement ont été souvent relevés. La malade, renversée dans son fauteuil dans une pose languissante pleine de naturel, porte bien les marques de l'affection dont elle est atteinte. Toutefois, sous ses vêtements lâchement serrés à la taille, on ne peut que deviner l'œdème qui a envahi toute la partie inférieure du corps, suivant la règle. Seul le pied droit que la robe découvre apparaît manifestement gonflé.

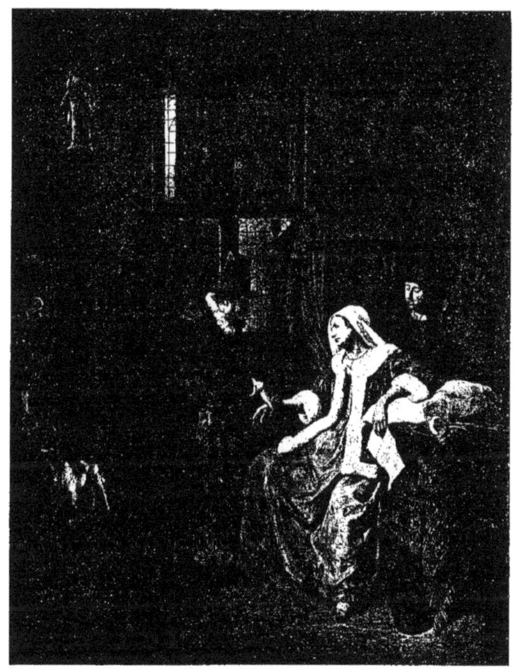

JAN STEEN. LA FEMME MALADE.

Musée de Munich.

Sa fille est en larmes à ses genoux et lui tient la main, tandis qu'une servante lui offre une cuillerée de potion. Son médecin, debout, considère avec attention le contenu de l'urinal qu'il expose au jour. Ce détail a son intérêt : on sait de quelle importance est l'examen des urines dans les affections qui produisent l'hydropisie, et la manière dont s'y prend le médecin est d'une observation fort juste.

Cette même attitude du médecin qui examine attentivement l'urinal en le plaçant à contre-jour a été reproduite par Gérard Dow dans un autre tableau du musée de Vienne.

Il existe aussi au musée du Louvre un tableau du même peintre représentant un arracheur de dents.

Le même sujet a été traité également par Van Ostade.

Un élève de Gérard Dow, qui fut, lui aussi, le peintre des intérieurs et des occupations ménagères, Quiryng Brekelenkam, a peint un excellent petit tableau, intitulé *la Consultation*, le seul de ce maître que possède le musée du Louvre (galerie La Caze). Deux personnages seulement : une femme assise et devant elle un médecin debout qui lui tâte le pouls. Rien de plus simple ni de plus naturel que le geste du médecin, si ce n'est l'expression de la malade et le regard interrogateur qu'elle lève sur lui.

Cette attitude du médecin occupé à tâter le pouls du patient a été deux fois reproduite par un des maîtres les plus renommés de l'école hollandaise, Jan Steen, dont la verve s'est plu à opposer le personnage sévère et morose du médecin aux jeunes et jolies malades.

Dans *la Malade d'amour*, du musée de la Haye, une jeune femme assise présente son bras au médecin qui lui tâte le pouls et paraît fort perplexe. Jan Steen pour aider au spectateur à comprendre la cause de la maladie a placé sur la cheminée une statue de l'amour tenant une flèche.

Un second tableau de Jan Steen sur le même sujet se trouve au musée de Munich; nous en donnons la gravure.

Un autre tableau où Jan Steen nous montre un médecin également occupé à tâter le pouls d'une jolie malade est *la Femme malade*, de la collection Van der Hoop à Amsterdam. La physionomie de l'homme de l'art est pleine de douce gravité et de bonhomie charmante. Son geste très naturel est en même temps plein de déférence. La jeune malade est assise, la tête enveloppée d'un foulard blanc et appuyée sur un oreiller posé sur une table. Les yeux brillants, la face un peu vultueuse annoncent de l'émoi ou un petit train de fièvre; mais elle sourit, et si elle ne raille, la jolie malade, son mal ne doit pas être bien sérieux.

Dans un autre tableau du musée de la Haye, Jan Steen met également en scène un médecin. Il est intitulé *la Consultation*.

La malade est au lit, près d'elle le médecin est assis, tenant encore à la main les gants qu'il a retirés pour procéder, selon toutes les règles de l'art, à l'examen de la patiente. Mais la consultation doit être finie, car son attention est dirigée sur une femme qui arrive tenant un broc d'une main et un verre plein de l'autre et marche vers le lit. C'est le traitement qui commence.

Citons encore de Jan Steen un tableau du musée d'Amsterdam intitulé *la Femme malade*. Deux figures coupées à mi-corps forment toute la composition. Une femme assise, la tête enveloppée, boit une liqueur que vient de lui verser un homme qui tient encore le broc, et qui attend avec anxiété le résultat du remède. C'est d'un cordial que parait avoir besoin la malade dont les traits sont bien languissants et qui, par le geste de la main gauche placée sur sa poitrine, semble indiquer le siège du mal.

Frans Van Mieris le Vieux, le peintre des élégances néerlandaises, a mis en scène les

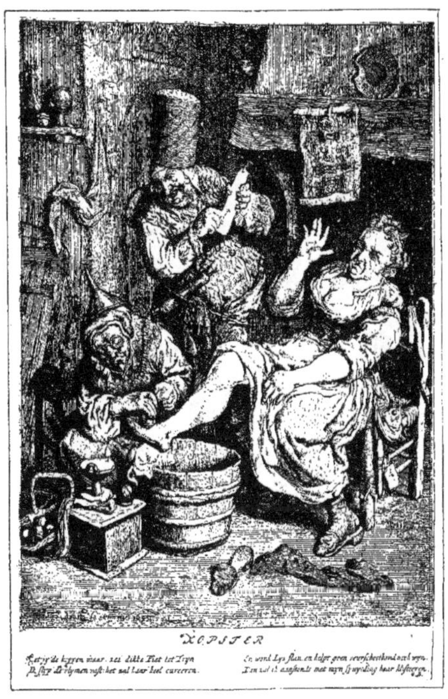

LA VENTOUSEUSE.

Eau-forte de Cornélius Dusart.

jolies malades vêtues de satin et de velours. *La Consultation*, du musée de Vienne, est considérée comme une de ses meilleures toiles. Un autre tableau, au musée de Munich, nous montre une jeune femme renversée, dans la pose flaccide de l'évanouissement. Elle est soutenue par une grosse commère. Plus loin un médecin, dans une attitude que nous avons déjà vue plusieurs fois bien observée, regarde l'urinal qu'il élève en l'air.

La malade de Van der Neer au même musée est également pâmée. Plusieurs personnes s'empressent autour d'elle. L'une approche de son visage un linge imprégné de fortes senteurs. L'autre soutient le bras sur lequel un tout petit bandage, appliqué au niveau du coude, nous révèle la cause de la pamoison. La malade vient d'être saignée et le sang remplit encore un petit bassin posé à terre, sur la gauche du tableau à côté d'une éponge.

Nous citerons encore deux gravures d'un élève de Van Ostade, Cornélius Dusart, dont

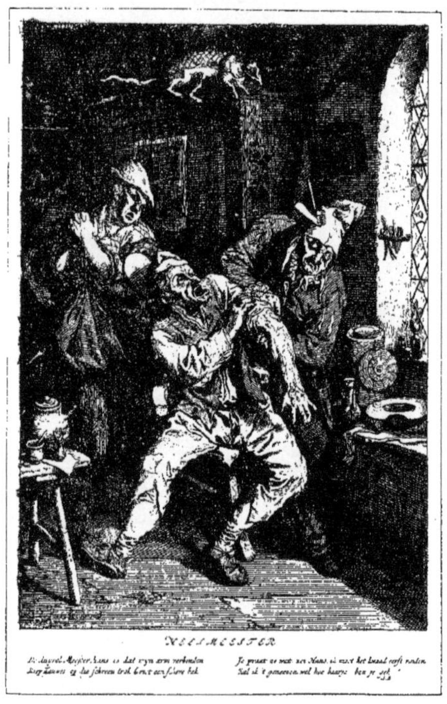

LE CHIRURGIEN

Eau-forte de Cornélius Dusart.

les eaux-fortes ne sont pas moins prisées que les tableaux. Dans un genre pittoresque, et presque caricatural, elles représentent des scènes médicales très finement observées.

La première nous montre la ventouseuse occupée à placer les ventouses sur le pied d'une commère, pendant qu'un compagnon, que préoccupent peu les gémissements de la patiente, nous semble aiguiser la lancette destinée à faire les scarifications. Il porte la seringue à la ceinture, et est coiffé d'un panier d'osier dont le couvercle retombe sur l'épaule, pendant que la ventouseuse elle-même porte un entonnoir renversé comme coiffure.

La seconde gravure est consacrée à une opération chirurgicale plus élevée. Armée de la sonde cannelée, l'opérateur explore une plaie de la région du coude. Le patient, qui pousse les hauts cris, émeut de compassion une femme qui assiste à l'opération, mais ne trouble point le chirurgien dont le calme et le sang-froid sont admirablement rendus.

LES MORTS

Nous ne rechercherons pas ici sous quels traits divers l'art, à différentes époques, a représenté le personnage symbolique de la Mort. Quelque intéressantes que puissent être ces recherches, qui nous montreraient les divergences les plus grandes, depuis le dieu Thanatos des Grecs, ministre de Jupiter, jusqu'au hideux squelette ou au décharné des temps modernes — elles s'écarteraient trop du plan de ce travail.

Ce n'est pas que l'anatomiste, dans un grand nombre de ces représentations macabres, ne puisse très utilement exercer son jugement et apporter à la critique d'art de précieuses indications. Il y a là, pensons-nous, matière à d'intéressantes recherches que nous espérons entreprendre plus tard et qui nous conduiront à examiner les décorations intérieures des cimetières en France et en Italie, ainsi que les livres consacrés aux danses des morts d'Holbein et de bien d'autres. Aujourd'hui, comme couronnement logique des études qui précèdent, nous bornerons nos investigations à la représentation artistique de l'individu mort, du cadavre. Après avoir examiné comment les artistes ont reproduit, dans leurs œuvres, le corps humain en proie aux maladies et affligé des infirmités les plus variées, nous chercherons de quelle façon ils l'ont figuré atteint définitivement par la mort.

Nous avons trouvé là un vaste champ d'observations pleines d'intérêt.

Nous verrons comment l'art, suivant les époques, a compris différemment la représentation du cadavre.

Nous le verrons, comme dans l'antiquité, reculer pour ainsi dire devant cette lugubre tâche, ne représenter la mort que rarement, discrètement, sans figurer jamais les ravages qu'elle laisse derrière elle, cherchant au contraire à parer de nouveaux charmes la dépouille d'une être chéri et transfigurant le cadavre. Nous verrons au contraire, au moyen âge et à la Renaissance, l'art aborder résolument la funèbre réalité, et la représenter d'une main sûre et inexorable; parfois même il ne reculera pas devant les plus horribles spectacles, et, dépassant pour ainsi dire les limites de la mort, il se complaira dans la peinture de ses répugnantes et inévitables conséquences, la pourriture et la putréfaction.

Les occasions n'ont pas manqué aux antiques de figurer la mort : il suffit de se rappeler toutes les fins célèbres qui ont pu tenter leur génie, morts de la mythologie ou des temps historiques, trépas infamants ou glorieux.

Dans l'art chrétien, les différentes scènes de la mort du Christ, la résurrection de Lazare, etc... sont des sujets maintes fois traités par les artistes, sans parler des œuvres inconnues à l'antiquité dans lesquelles le cadavre est représenté pour lui-même et devient le motif principal et parfois unique de la composition.

Nous serons obligés de faire un choix au milieu de ces trop nombreux documents.

Mais il est encore une autre série d'œuvres d'art non moins nombreuses, dans lesquelles la figure du mort tient le premier rang, et d'un plus haut intérêt pour nous parce que ce sont le plus souvent des portraits. Nous voulons parler des représentations funéraires, peintures, bas-reliefs, statues tombales, dont nous citerons un grand nombre de spécimens fort curieux.

L'antiquité doit nous arrêter tout d'abord. En dehors des œuvres destinées aux monuments funéraires, sur lesquelles nous nous étendrons plus loin, les artistes de l'antiquité nous ont laissé un certain nombre de figures de personnages morts ou mourants. Nous ne pouvons nous dispenser de parler ici de ces derniers, bien que la mort soit l'objet unique de ce chapitre, parce qu'ils offrent avec les premiers de si grandes ressemblances, que dans plusieurs spécimens, l'hésitation est permise et qu'on peut se demander si le personnage mis en scène est bien mourant ou déjà trépassé. C'est dire que le mort de l'antiquité ne se présente pas sous des dehors lugubres ou repoussants et qu'il est encore bien près de la vie.

Étendu sur un lit[1] ou couché sur le sol, le mourant quitte la vie sans effort; sa fin n'inspire ni crainte ni terreur.

Nous ne voyons nulle part la maladie avec ses ravages. Tout sentiment violent paraît exclu de ces scènes de deuil. Une seule exception pourrait être faite pour le bas-relief,

1. Tel est représenté Adonis mourant sur un vase reproduit dans le *Bulletin archéologique napolitain*, anno VIII, t. IX (cité et reproduit par Duruy, p. 533, t. II). Le moribond à demi étendu sur un lit relève les deux bras au-dessus de sa tête dans une pose pleine de calme et de sérénité, ainsi qu'il convient à un dieu.

Nous pouvons citer également le bas-relief du sarcophage d'Ostie, au musée de Vatican, représentant la *mort d'Alceste, femme d'Admète*. La mourante assise sur un lit de parade, appuyée sur le coude gauche, abandonne sa main droite à un assistant. Un petit bas-relief antique du musée de Cluny nous montre une jeune fille mourante dont le spectacle est plein d'un charme doux et triste.

unique en son genre, qui représente sur une stèle conservée au musée central d'Athènes le vieillard Tolmidès, la tête appuyée sur la main, assistant à la mort de sa fille Plangon, qui, atteinte subitement par le mal, s'affaisse sur son lit entre les bras de ses compagnes.

Le plus souvent, en effet, le mourant succombe à une mort violente. L'artiste ne craint pas alors de montrer béante la blessure d'où s'échappe la vie mais qui laisse la beauté physique inaltérée. L'antiquité n'en a pas moins mis dans plusieurs des statues de

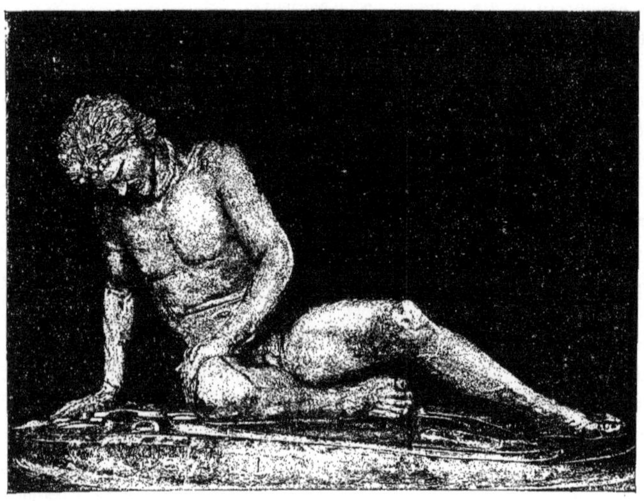

GAULOIS MOURANT

Musée du Capitole.

mourants qu'elle nous a laissées, une grande intensité d'expression et une juste observation de la nature.

Quoi de plus émouvant et de plus vrai, par exemple, que la statue bien connue du *Gaulois mourant* de l'école de Pergame, aujourd'hui au musée du Capitole? Assis à terre, le tronc soulevé sur son bras droit, la tête tombante, le masque de la souffrance sur le visage, on sent dans toute l'attitude de ce corps atteint mortellement la lutte suprême contre l'envahissement de la mort. Il est impossible de nous montrer avec plus de vérité et dans une juste mesure un si triste spectacle. Nous ajouterons que cette souffrance est bien humaine : c'est un barbare que l'artiste a représenté; un dieu, un héros, un Grec même ne mourrait pas de cette façon.

Le musée de Naples possède la statue d'un guerrier gaulois blessé dans une attitude analogue. Elle peut faire l'objet des mêmes remarques[1].

Deux bas-reliefs du musée du Louvre, qui donnent tous deux la *Mort de Méléagre*, reproduisent avec une vérité parfaite l'anéantissement qui précède la mort. Etendu à plat sur le dos, le mourant, les deux bras allongés le long du corps, est complètement inerte. Une femme lui soulève la tête et approche de sa bouche un objet qui a été pris par certains pour un pavot ou une pièce de monnaie, et qui, suivant la remarque de M. Ravaisson, n'est autre qu'une pomme.

Parlerons-nous du fameux groupe de Laocoon pour donner un exemple de mort violente, accompagné du spectacle d'une grande douleur physique? Nous nous contenterons de citer l'appréciation de Winckelmann, qui montre bien avec quelle mesure l'antiquité a su reproduire ces scènes pleines d'épouvante et de violence : « De même, dit Winckelmann, que la mer demeure calme dans sa profondeur quelque agitée que puisse être sa surface, ainsi dans les figures grecques, au milieu même des passions, l'expression annonce encore une âme grande et rassise. Une telle âme est peinte sur le visage de Laocoon, au milieu des souffrances les plus cruelles; la douleur qui se découvre dans tous les tendons et les muscles, et que la contraction pénible d'une partie de son corps nous fait presque partager, n'est mêlée d'aucune expression de rage sur les traits ou dans l'attitude entière. On n'entend point ici cet effroyable cri du Laocoon de Virgile; l'ouverture de la bouche ne permet pas de le supposer, elle indique plutôt un soupir d'angoisse étouffée. La douleur du corps et la grandeur d'âme sont réparties en forces égales dans toute la construction de la figure et sont pour ainsi dire balancées. Exprimer une si grande âme, c'est faire bien plus que de peindre seulement la belle nature. L'artiste a dû sentir en lui-même cette force d'esprit dont son marbre porte l'empreinte, la Grèce vit plus d'une fois le philosophe et l'artiste réunis dans la même personne; elle eut plus d'un Métrodore. La philosophie, chez elle, tendait la main à l'art et donnait aux corps de sa création des âmes supérieures. »

Ainsi que nous l'avons déjà dit, le mort de l'art antique a succombé à une mort violente. L'éternelle moissonneuse l'a fauché en pleine sève, et il conserve après le trépas les formes harmonieuses d'un corps sain et fort. Nous trouvons ce mort dans les peintures des anciens vases grecs, dans les bas-reliefs, aux frises des temples, dans les groupes ou dans les statues isolées. Partout il présente les mêmes caractères, il repose inerte dans une attitude variable, soit la face contre terre, soit étendu sur le dos ou sur le côté, les membres diversement placés. Le trait commun à toutes ces représentations

1. Au même musée se trouve une statue équestre d'une *Amazone mourante*. La guerrière est encore bien en selle, mais déjà la partie supérieure du corps s'affaisse sur le côté, et la chute est imminente. La bouche entr'ouverte, les yeux déjà voilés, la tête retombe complètement sur l'épaule droite, dans un mouvement plein de grâce. Le bras droit pend inerte pendant que le gauche se soulève encore armé du bouclier.

est l'état de flaccidité du cadavre dont toutes les parties privées de mouvement n'obéissent plus qu'aux lois de la pesanteur. Les artistes de l'antiquité ont admirablement mis en valeur l'inertie d'un corps qui a perdu tous ressorts, mais dont les formes extérieures ont conservé leur plénitude, leur souplesse et leur harmonie.

Parfois, le mort a toute l'apparence du sommeil, et bien des fois l'attitude du cadavre ne manque ni de grâce ni de noblesse comme si, avant de recevoir le coup fatal, l'homme, soucieux de sa mémoire, s'était arrangé pour bien mourir.

Dans une scène peinte sur un vase, reproduite dans les *Monumenti dell' Instit. archeolo*, V, tav. XI, et intitulée la *Rançon d'Hector*, deux hommes portent le cadavre d'Hector, dont la tête qui retombe sur l'épaule et le bras pendant rendent bien l'image d'un corps privé de vie.

Nous rapprocherons de cette peinture un bas-relief romain du musée du Louvre, représentant le *Transport du corps d'Hector*. Le cadavre bien flaccide est porté par deux hommes. Les bras et la tête du mort retombent derrière l'épaule du porteur qui soutient le tronc.

Les métopes du Parthénon retracent les *Combats des Centaures et des Lapithes*. Dans l'un d'eux un lapithe étendu sur le dos, les jambes à demi fléchies, a déjà rendu le dernier soupir.

Un bouclier de marbre en partie brisé, et qui a passé de la collection Strangford au Musée Britannique, reproduit autour de la tête de la Gorgone le *Combat des Athéniens et des Amazones*. — Ce fragment de bouclier est une des seules indications que l'on possède aujourd'hui sur le bouclier dont était armée la statue colossale d'Athéna Parthenos, le chef-d'œuvre disparu de Phidias. On y voit, au milieu de la foule des combattants, une des guerrières morte et foulée aux pieds. Elle est étendue sur le dos, la tête renversée en arrière, les jambes à demi fléchies, et un bras, le droit, relevé au-dessus de la tête dans un mouvement plein de grâce.

Dans le groupe de la Niobé, attribué à Praxitèle et qui se trouve aujourd'hui à la galerie des Offices, à Florence, on retrouve chez l'un des jeunes Niobides mourant, une attitude analogue à celle que nous venons de signaler. Le *Massacre des Niobides* qui succombent sous les traits de Diane et d'Apollon se voit figuré dans plus d'un monument de la sculpture antique. — Un sarcophage du Vatican[1], dont les bas-reliefs sont consacrés à cet épisode dramatique, nous intéresse plus particulièrement à cause du registre supérieur dans lequel l'artiste nous montre dix cadavres appuyés les uns contre les autres. Sur un fragment de sarcophage, également au musée du Vatican et qui représente *Oreste et les Erinnyes*, on voit au premier plan le cadavre de Clytemnestre étendue à terre, le torse légèrement soulevé, la tête renversée en arrière, près de l'autel

1. Musée Pio-Clem., galerie des Candélabres, n° 204.

du foyer d'Agamemnon, que le pédagogue arrache à sa base pour qu'il ne soit pas souillé de sang [1].

Le musée du Louvre possède un bas-relief romain relatif à la cérémonie de la conclamation, cérémonie pendant laquelle les amis et parents venaient reconnaître le mort, en faisant près du défunt grand bruit avec des instruments variés et en l'appelant à grands cris. Le défunt penché de côté, les deux bras ramenés en avant, n'a rien de la lugubre réalité du trépas et semble endormi.

Enfin, nous citerons le groupe d'Ajax portant le cadavre d'Achille, conservé à Florence dans la Loggia dei Lanzi et bien connu sous le nom du *Pasquino*, et les trois statues attribuées à l'école de Pergame, aujourd'hui au musée de Naples, et qui représentent un géant, une amazone et un Perse morts; on peut y ajouter le jeune Gaulois ou Galate mort, du musée Saint-Marc à Venise.

Mais nous avons hâte d'aborder l'étude des monuments funéraires sur lesquels nous retrouverons la représentation du cadavre avec un accent plus vif de la réalité.

L'ensemble des peintures représentées sur les lécythes blancs attiques nous en fournit de précieux exemples, mais aucune ne montre le cadavre avec plus de réalité que le sujet de *l'Exposition du mort*. « Ce n'est pas simplement, dit M. Pottier, une scène de deuil, une scène de regrets que le défunt laisse après lui : c'est la peinture de la Mort même; et le personnage qui fait le centre de la composition n'est autre que le cadavre étendu sur son lit de parade, les yeux clos, la bouche entr'ouverte, dans l'attitude rigide des trépassés que le pinceau de l'artiste n'a pas craint de reproduire dans sa réalité lugubre. »

Dans les bas-reliefs funéraires des cippes ou des stèles, le mort est également, bien que très rarement, représenté, et il n'existe que dans la scène de la déposition au tombeau. Enfin, le convoi funèbre a été l'objet de représentations artistiques dans lesquelles le mort apparait rigide, la face et le haut du corps découverts, ainsi qu'on le voit sur une plaque en terre cuite provenant d'un tombeau du Pirée et aujourd'hui dans la collection Belon, à Rouen. Néanmoins, il n'est pas sans intérêt de faire remarquer que les représentations funéraires ne sont que rarement la reproduction réaliste des diverses scènes qui composaient les cérémonies des funérailles. — Des motifs variés sont puisés dans l'existence du mort, souvenirs de vie terrestre, ou dans les divers événements qui l'attendent au lendemain de la mort, et sont comme l'initiation à la vie future [2].

1. La victime, par sa pose abandonnée et qui ne manque pas d'une certaine recherche, offre aussi bien l'image du sommeil que celle de la mort.

2. Ainsi, en outre de l'exposition du mort dont nous avons parlé, les peintures des lécythes blancs reproduisent les sujets suivants : *l'offrande auprès de la stèle du mort et la lamentation, la toilette funèbre, la*

La préoccupation de reproduire sur le monument funéraire les traits du mort ne se montre pas avant l'époque gréco-romaine. Le sarcophage de Salonique, conservé au

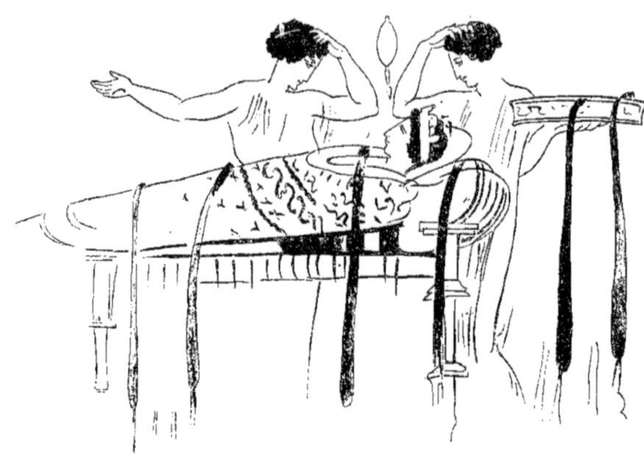

EXPOSITION DU MORT. PEINTURE SUR UN LÉCYTHE BLANC.

Musée du Louvre.

musée du Louvre, se termine à la partie supérieure en une sorte de divan sur lequel deux personnages, deux époux, sont couchés, le buste à demi relevé, prenant point d'appui sur le coude gauche. Les têtes plus finies que les autres parties, dont certaines ne sont qu'à l'état d'ébauche, représentent évidemment deux portraits. Il y a dans ce

déposition au tombeau, Caron et la barque infernale. Dans *l'exposition du mort* seule, ainsi que nous l'avons dit, l'idée de la mort apparaît dans toute sa réalité, et le défunt est bien un cadavre. Mais dans les autres scènes le mort est transfiguré et vit déjà de la vie future.

Ainsi dans la scène de la toilette funèbre, nous voyons la morte, par exemple, y présider elle-même et y aider comme elle l'eût fait de son vivant. Même dans la scène qu'on désigne comme étant *la déposition au tombeau*, le mort n'est pas un cadavre. « Ce n'est plus, dit M. Collignon, l'image de ce que voyaient les survivants et des rites qui frappaient les yeux de tous... c'est une interprétation de l'idée de la Mort dépouillée de ce qu'elle a de sombre et traduite avec le goût le plus pur. » « En effet, ajoute M. Pottier, le contraste est frappant entre le sujet de la déposition et celui de l'exposition. Aussi l'auteur d'une récente étude sur Thanatos, M. C. Robert, a-t-il pensé que la peinture de la déposition était uniquement inspirée par des légendes poétiques qui étaient en honneur chez les Attiques. »

Au sujet des bas-reliefs représentés sur les stèles, nous ferons remarquer que l'artiste s'est surtout plu à représenter le mort avec ce qu'il aimait durant sa vie. On le voit, comme en son vivant, se livrant aux actions qui lui étaient familières : un homme joue avec son chien, une femme se livre aux soins de sa toilette, etc... ou bien déjà transfiguré, vivant déjà de la vie future, il est entraîné par le conducteur des âmes, assis au banquet funèbre, etc...

mausolée une influence manifeste de l'art étrusque dont nous devons dire quelques mots[1].

C'est par centaines que se comptent les couvercles de sarcophages étrusque en terre cuite, représentant des personnages à demi couchés sur un lit. Le sarcophage de Cæré, au musée du Louvre, en est un magnifique exemple se rattachant à l'époque archaïque. Il nous montre le mari et sa femme à demi couchés comme pour un festin. Pour citer un autre spécimen également fort remarquable et appartenant à la belle période de l'art étrusque hellénisé, nous rappellerons le Sarcophage de Chiusi, au musée de Florence; l'artiste nous y montre la défunte fort richement vêtue se livrant aux soins de sa toilette.

Le trait saillant que présentent ces œuvres de sculpture céramique étrusque, est le souci de la vérité individuelle. Ce sont des portraits que les artistes ont voulu représenter. « Ils n'ont qu'un dessein, dit M. J. Martha, ils veulent qu'on reconnaisse sûrement la personne dont ils font l'image, et n'omettent aucun des traits auxquels on pourra la reconnaître. Ils lui donnent ses vêtements et ses bijoux, mais s'ingénient surtout à reproduire les détails de sa physionomie. Les têtes sont toujours modelées avec un très grand soin et l'expression en est souvent vivante. En revanche, tout ce qui ne contribue pas directement au portrait est négligé. Le buste, par exemple, et les jambes sont traités tant bien que mal, sans le moindre souci de la vérité anatomique. La plupart des figures couchées sur les sarcophages sont ridiculement disproportionnées et plus ou moins péhanchées[2]. » Nous ajouterons qu'elles ne représentent pas le personnage mort. Il y a cependant quelques exceptions; on peut voir, au Louvre, un certain nombre de petits sarcophages dont le couvercle représente le mort étendu rigide sur un lit de parade.

Les chambres funéraires des Étrusques étaient ornées de fresques murales. Une peinture de la Grotta del Morto, à Corneto, reproduit un sujet que nous ne pouvons passer sous silence. « On y voit les apprêts d'un ensevelissement. Un homme vient d'expirer : une jeune femme lui ferme les yeux et lui voile le visage, tandis que debout auprès du lit un autre de ses parents ramène sur les jambes du défunt l'extrémité d'une couverture. Plusieurs personnages entourent la couche funèbre et laissent éclater leur douleur, les bras levés en signe de désolation. » (J. Martha.) Cette peinture n'est pas sans offrir des analogies avec l'exposition du mort des lécythes grecs.

La sculpture romaine nous offre quelques exemples de statues tombales, dans le goût étrusque [3].

Mais le plus souvent, le portrait du défunt est un buste qui se détache du fond d'un médaillon porté en l'air par deux génies volants, deux victoires, deux centaures ou deux tritons. Un grand nombre de statues représentant des personnages romains qui ornent

1. Nous pourrions citer également le sarcophage d'Alexandre Sévère et de Mammée, au musée du Capitole, et celui de Bathylle, affranchi d'Auguste, au même musée.

2. *L'Archéologie étrusque et romaine*, p. 66.

3. Le musée du Louvre en possède un spécimen fort beau portant le n° 341 du catalogue de M. W. Fröhner.

nos musées étaient des statues funéraires. Elles ont été trouvées dans les tombeaux ou dans les mausolées.

L'art chrétien n'a pas usé vis-à-vis de la représentation du cadavre de la même réserve que l'art antique, et l'étude à laquelle nous allons nous livrer maintenant va faire naître un contraste saisissant.

Toutefois, à ses débuts, l'art chrétien qui prit naissance dans les catacombes, ne représente pas la mort. La peinture chrétienne revêt des formes symboliques ou allégoriques. Les sujets sont tirés du Nouveau et de l'Ancien Testament, et l'artiste y cherche surtout un enseignement moral qui, par les yeux, s'adresse à l'âme. « Si l'on rappelle sans cesse l'intervention salutaire du Christ, dit M. Bayet, on ne retrace jamais sa Passion, non plus que les souffrances des martyrs [1]. »

Les sarcophages chrétiens du IVe et du Ve siècle, dont le musée de Latran, à Rome, et le musée d'Arles, en France, offrent de si nombreux spécimens, sont décorés de bas-reliefs figurant également des scènes tirées de l'Ancien et du Nouveau Testament. C'est beaucoup plus tard que l'on reproduisit les traits du défunt sur les tombeaux.

C'est dans ce dernier ordre de spécimens artistiques, dans les images tombales, que nous trouverons les documents les plus intéressants relatifs à la représentation du cadavre. Mais l'art chrétien devait trouver, dans l'histoire du Christ et des martyrs, bien d'autres occasions de représenter la mort. Sur la croix, les artistes nous ont montré le Christ, tantôt mourant, jetant au ciel son grand cri « consommatum est », tantôt la tête pendante ayant exhalé le dernier soupir. Mais dans la « descente de croix », dans « la Vierge pleurant sur le corps de son fils », dans « la mise au tombeau », sujets qui ont défrayé la peinture religieuse de plusieurs siècles, la représentation du mort tient le premier rang. Nous ne saurions nous étendre longuement sur un sujet où l'abondance des documents devient un embarras et qui, par une voie détournée, ne nous conduirait à rien moins qu'à récrire l'histoire de l'art chrétien. Mais, sans sortir du domaine spécial où nous nous enfermons, il nous a paru utile de donner une rapide esquisse sur la façon dont le Christ mort a été représenté.

Aux temps de la primitive Église, on voit la croix, mais sans le Christ. Au dire de Émeric David, c'est Jean VII, Grec de naissance, élu pape en l'an 705, qui paraît avoir le premier consacré le *crucifix* dans l'église de Saint-Pierre.

Il fit représenter ce sujet dans une chapelle dédiée à la Vierge. On y voyait Jésus vêtu d'une tunique qui descendait jusqu'aux talons; au pied de la croix étaient deux bourreaux, dont l'un perçait le corps du Sauveur d'un coup de lance, et l'autre lui présentait une éponge imbibée de vinaigre; à sa droite était saint Jean, à sa gauche la Vierge,

1. Bayet, *Précis d'histoire de l'art*, p. 110.

tous deux debout; le soleil et la lune se montraient dans les airs, comme pour être témoins du sacrifice de l'Homme-Dieu. Mais cet être divin ne paraissait point souffrir; sa tête était droite; ses yeux ouverts offraient en quelque sorte un emblème de son immortalité[1]...

« Le génie des Grecs, dit le même auteur, semblait se refuser à peindre Jésus-Christ, couronné d'épines, percé d'un coup de lance, épuisé par l'agonie. Les Latins eux-mêmes, qui connurent plus tôt que les Grecs ces peintures lugubres, paraissent ne les avoir adoptées qu'à regret. Longtemps encore, après avoir peint Jésus souffrant, ils le représentèrent sur la croix, jeune, sans barbe, inaccessible à la douleur, coiffé d'un bandeau royal, d'une mitre ou d'une tiare, et, quelquefois même, assis au milieu de ce bois mystérieux, comme sur un trône[2]. »

Un triptyque du cabinet des médailles du XIe ou du XIIe siècle nous montre qu'à cette époque les artistes n'avaient pas encore imaginé de placer sur la croix un Christ amaigri dont les membres sont tordus par les convulsions de l'agonie; le corps à demi nu présente au contraire des proportions assez exactes et un modelé assez juste[3].

Le Christ, d'une effrayante maigreur, déformé par le jeûne et la souffrance, est le type qui a prévalu dans la suite. Bien rarement il est idéalisé, et souvent la peinture du cadavre est poussée jusqu'au réalisme. Il faut arriver aux XVe et XVIe siècles pour constater un retour aux anciennes traditions, et trouver dans les œuvres de la Renaissance italienne des tableaux dans lesquels l'artiste cherche à donner au Christ mort la beauté des formes que la Grèce donnait à ses dieux.

Dans cette longue série d'œuvres d'une valeur d'ailleurs bien inégale au point de vue de l'art, nous avons à relever plus d'un détail intéressant.

Parfois, le Christ mort est représenté alors que la rigidité musculaire a envahi tous les membres. Le cadavre roidi se tient tout d'une pièce, ainsi que Van der Weyden nous en montre deux exemples très finement observés, dans deux « descentes de croix » dont l'une est à Vienne et dont l'autre se voit au musée du Louvre.

Par contre, Rembrandt nous représente le cadavre du Christ à l'état de résolution la plus complète. Il est difficile d'accentuer avec plus de vigueur et de réalité que dans sa

1. *Histoire de la peinture au moyen âge*, par Émeric David, p. 61.

2. *Ibid.*, p. 32.

3. Les exemples du Christ élevé sur la croix avec ses habillements sont nombreux parmi les monuments des VIIIe, IXe et Xe siècles.

Plus tard, au XIIe siècle, la tunique commence à s'écourter, les manches disparaissent, et la poitrine se montre à découvert. Enfin au XIVe siècle, le Christ sur la croix n'a plus qu'un morceau d'étoffe autour des reins, et encore cette étoffe devient-elle une gaze légère dont la transparence ne masque point les formes du corps, ainsi qu'on peut le voir sur deux tableaux attribués à l'École française et conservés au musée du Louvre; mais cet usage n'a point prévalu, et les artistes ont ceint le corps du Christ d'un linge blanc, tel que nous le voyons dans les œuvres modernes.

Descente de croix du musée de Munich, cet état de flaccidité absolue du corps dont les muscles ont perdu toute leur tonicité.

Généralement, les artistes chrétiens ont saisi, avec une grande justesse, le facies cadavérique. Le visage qui conserve après la mort l'empreinte de la souffrance, montre ses yeux caves et demi-clos, le nez effilé, les pommettes saillantes, les lèvres pendantes et la bouche entr'ouverte par la chute du maxillaire inférieur.

Rubens a peint un Christ pleuré par les siens, conservé au musée de Vienne, qui mérite d'être cité. C'est un Christ charnu, ainsi que le devait comporter la manière habituelle du maître anversois, et qui par là contraste avec le type généralement adopté. Mais la face vue en raccourci est un chef-d'œuvre d'observation délicate, d'un réalisme consciencieux. La bouche est béante, et l'œil gauche, entr'ouvert et vitreux, se voit dans l'ombre de la main de la sainte femme qui se dispose à abaisser la paupière. L'œil droit est déjà clos.

Mais de nombreux artistes ont renchéri encore sur le lugubre spectacle de la mort. L'expression de douleur s'est transformée en affreuse grimace, les plaies et les meurtrissures ont été multipliées à l'envi et de longues traînées sanglantes ont rayé le corps du divin crucifié. Le peintre espagnol Moralès, surnommé « le divin », est célèbre par ses Christs sanglants et décharnés que la Mère de douleur arrose de ses larmes. Ses élèves, ou plutôt ses imitateurs, ont encore accentué ces tendances vers l'horrible dont l'exagération finit par toucher au grotesque.

L'école allemande a aussi ses Christs, copiés sur la nature. Aux stigmates de la mort, au détail des plaies, s'ajoute la vulgarité du type. Le crucifié de Grünewald, du musée de Cassel, en est un exemple saisissant en même temps qu'une œuvre fort remarquable.

Il existe du même peintre, au musée de Colmar, un Christ mort étendu sur une pierre et portant les marques de la flagellation. Le soin du détail est poussé jusqu'à l'indication de l'auréole inflammatoire qui se développe autour des petites plaies. Il est marqué en outre de teintes verdâtres qui marquent l'envahissement de la putréfaction.

Nous citerons encore pour mémoire le *Christ* du musée de Bâle, de Holbein, le Jeune, dont le corps, fortement teinté de verdâtre, porte également les premiers indices de la décomposition.

Raphaël a eu du Christ mort un concept plus noble, et, pour faire contraste, nous rappellerons un dessin du musée du Louvre, étude très soignée, représentant le « Christ mort ». Ici la tête du Sauveur offre la beauté d'un jeune héros; elle est sans barbe. Un autre dessin de Raphaël du musée des Offices, étude pour la *Mise au tombeau*, donne au Sauveur les mêmes apparences. Annibal Carrache a suivi l'exemple de Raphaël ainsi qu'on le voit par trois tableaux cités par Vinckelman[1].

1. « Le premier est à Naples au cabinet Farnèse, le second se trouve à Rome à San Francesco de Ripa et le troisième est également à Rome, dans la chapelle du palais Pamphili. » *Histoire de l'art*, p. 394.

Mais c'est surtout dans les représentations funéraires que nous trouverons des figures du mort tout particulièrement intéressantes.

A partir de la période ogivale, l'usage de représenter le défunt, soit sculpté en relief, soit gravé au trait, est très fréquent.

Les statues tombales représentent ordinairement le défunt couché sur la pierre qui recouvre le tombeau, revêtu de ses plus beaux habits, portant les insignes de sa profession. Mais ce n'est point là le plus souvent une image inspirée de la réalité, et l'artiste, par un artifice de génie, a trouvé le moyen de représenter la mort sans horreur et avec le ressouvenir de la vie. Il existe, en effet, toute une série de ces portraits tumulaires qui ne sont ni l'image du cadavre, ni le portrait du vivant, mais qui tiennent à la fois de l'un et de l'autre. C'est la mort par la raideur de l'attitude, par la position horizontale avec le coussin sur lequel repose la tête; c'est la vie béate, qui attend le juste, par l'expression du visage qui est souriant, par le geste qui est celui de la prière, les mains jointes ramenées sur le devant de la poitrine. C'est ainsi que sont représentés, par exemple, Philippe, frère de saint Louis, et Louis, son fils aîné, sur les pierres tumulaires de l'ancienne abbaye de Royaumont. On peut même remarquer, sur ces deux statues, que les membres inférieurs ne sont point raides et qu'un genou est légèrement fléchi, comme si le personnage qu'elles représentent était debout.

Mais ces derniers caractères sont encore plus accentués sur une statue tombale de l'abbaye de Saint-Denis, représentant Constance, femme de Robert le Pieux. L'aspect est tout à fait celui d'une personne debout. L'attitude est gracieuse, hanchée à droite, sans raideur. La face est souriante. La main droite est ramenée sur la poitrine, la main gauche tient un livre. N'était le petit coussin qui soutient la tête, on pourrait croire que la statue a été primitivement faite pour rester verticale et non couchée sur le tombeau.

Les yeux ouverts de ces statues sont, suivant l'usage antique grec, sans pupille marquée. Mais il en est quelques-unes où l'iris est dessiné avec soin, et où le trou pupillaire ajoute à l'expression du visage. Corps roidis et immobiles, chez lesquels toute la vie paraît s'être concentrée dans le regard.

Les monuments que nous venons de citer, et qui se font remarquer par l'impression vivante du visage et le mouvement de l'attitude, sont du XIIIe siècle, pendant lequel il semble que cette coutume ait prédominé. Toutefois nous en pourrions également citer de nombreux exemples appartenant aux siècles suivants.

D'autres statues tombales nous montrent une conception un peu différente de l'image de la mort. Le défunt toujours revêtu de ses habits a une attitude plus roide et la face avec les yeux fermés ainsi que le calme répandu sur les traits impassibles offrent toutes les apparences d'un sommeil profond plein de noblesse et de sérénité [1].

1. Nous citerons comme exemple la statue tombale de Guillaume de Chanac, évêque de Paris, provenant de l'abbaye de Saint-Victor (XIVe siècle), actuellement au musée du Louvre, celle de Agnolo-Acciajuoli à Florence,

A côté de ces portraits plus ou moins idéalisés, il nous faut placer une autre série de statues tombales dans lesquelles l'image du défunt est reproduite avec plus de ce que l'on qualifie « réalisme ». La face porte l'empreinte des ravages de la mort. Les yeux sont caves, les tempes et les joues amaigries. Sous le vêtement, le corps rigide se dessine, montrant à découvert les extrémités crispées; les mains laissées sur le côté du corps ou ramenées sur le devant n'ont plus le geste de la prière. Le tombeau de saint Étienne dans l'église d'Aubazine (Corrèze) de la fin du XIIIe siècle, est à notre connaissance un des plus anciens spécimens de ce genre [1].

Enfin, il est un dernier groupe d'images tombales qui appartient au XVe et au XVIe siècle, et dans lesquelles la Mort se montre à découvert dans ce quelle a de plus lugubre et parfois de plus horrible. C'est la peinture exacte du cadavre nu, depuis les premières heures qui suivent la mort, jusqu'aux époques plus éloignées où la dissolution s'opère et où la putréfaction se montre dans toute son horreur. Il s'est établi, vers cette époque, pour l'érection des mausolées des grands personnages, une coutume à laquelle nous devons les représentations fastueuses dont il s'agit. Dans les parties supérieures du monument le défunt est figuré vivant en costume d'apparat, souvent à genoux en prière, d'autres fois, si c'est un guerrier, armé de pied en cap, monté sur son cheval de bataille.

Puis, par contraste, comme pour servir d'enseignement aux grands de la terre et de consolation aux pauvres et aux déshérités, le grand seigneur, roi ou prince, le guerrier redoutable est montré alors que la grande niveleuse a passé, dépouillé de tout, nu, tel que la mort l'a fait, exposé « gisant » sur la pierre de son tombeau.

Le sculpteur a traduit en marbre ces vers célèbres d'un grand poète de l'époque :

Et dans ces grands tombeaux où leurs âmes hautaines
Font encore les vaines,
Ils sont mangés de vers.

La plupart de ces statues de « gisants » appartiennent à l'école française. Mais avant d'en entreprendre l'étude, il nous semble utile de dire quelques mots sur la morphologie du cadavre. Le haut intérêt des œuvres d'art dont il nous reste à parler est notre excuse pour les détails techniques.

Le facies des mourants a été décrit par Hippocrate : « Front ridé et aride, yeux caves,

de Donatello (XVe siècle), celle de Ilario del Caretto, au Dôme de Lucques, par Jacopo della Guercia (XVe siècle), celles de Louis de Poucher et de Roberte Legendre, auteur inconnu, au Louvre (1re moitié du XVIe siècle), celle de Gaston de Foix par le Bambaja, au musée archéologique de Milan (XVIe siècle), celles de François II duc de Bretagne et de Marguerite de Foix, par Michel Colomb, à la cathédrale de Nantes (XVIe siècle), etc.

1. Nous citerons aussi le bronze de Marino Soccino, par Vecchietta, au musée national de Florence (XVe siècle) le tombeau de Benozzo Federighi, évêque de Fiesole, par Luca della Robbia, dans l'église San Francesco di Paolo, près Florence (XVe siècle, etc., etc.).

nez pointu, lèvres bordées d'une couleur noirâtre, tempes affaissées, creuses et ridées; oreilles retirées par en haut, lèvres pendantes, pommettes enfoncées, menton ridé et racorni, peau sèche et livide ou plombée, poils des narines et des cils parsemés d'une sorte de poussière d'un blanc terne, visage parfois contourné et méconnaissable. » Tels sont les traits qui composent le facies des mourants et qu'en raison de la célèbre description qui précède on a désigné sous le nom de *facies hippocratique*. La mort y ajoute les signes suivants : les téguments prennent une teinte jaunâtre, couleur de cire, les muscles s'affaissent, le nez s'effile encore, les lèvres tombent et blanchissent, les paupières demeurent entr'ouvertes, la pupille se dilate, la cornée se ternit et la mâchoire inférieure s'abaisse, laissant la bouche légèrement béante. L'expression faciale varie : chez certains morts elle est sereine, chez d'autres, elle exprime la souffrance ou bien la stupeur, l'hébétude.

On a vu l'expression du courage, les angoisses du désespoir persister après la mort.

La pâleur des téguments est due à ce que les capillaires, après la dernière impulsion cardiaque, se vident et ne se remplissent plus. Les veines superficielles s'affaissent et leur saillie est nulle ou à peu près, une ligne bleuâtre marque leur trajet. Des traces de cyanoses partielles peuvent exister sur diverses régions. Les parties sur lesquelles repose le corps, le dos, les fesses, le mollet, sont blanches et aplaties. Enfin, vers la cinquième heure apparaissent dans les régions déclives des taches rougeâtres de forme irrégulière, phénomènes constants et qui constituent des lividités cadavériques; enfin, plus tard la coloration verdâtre de la putréfaction commence autour de l'abdomen.

L'attitude du cadavre est déterminée par le genre de mort, et par la situation du corps aux derniers instants de la vie. Elle peut donc varier beaucoup; la plus fréquente est le décubitus dorsal avec demi-flexion des membres, et la tête inclinée sur le côté ou droite et maintenue dans cette position par la rigidité cadavérique qui modifie d'ailleurs l'attitude molle et flaccide des premières heures. En effet, les traits sont moins affaissés, comme si les muscles avaient repris, en partie, leur tonicité. La mâchoire inférieure se rapproche un peu sans que, cependant, la bouche se ferme tout à fait. La flexion des membres s'accuse un peu plus. Les doigts sont légèrement crispés, le pouce souvent placé dans la paume de la main. Les pieds, souvent droits, présentent presque toujours une inflexion qui accuse la voûte plantaire, les orteils sont rétractés et leurs tendons font saillie sous la peau.

La rigidité cadavérique, qui se montre entre six et douze heures après la mort pour cesser après trente-six ou quarante-huit heures, envahit progressivement tout le corps, qui bientôt devient raide des pieds à la tête. C'est alors qu'on voit les muscles se dessiner très nettement sous la peau, les tendons faire saillie, comme s'ils entraient en contraction; mais, suivant la remarque de Louis, « les muscles qui servent aux actions contraires sont dans le même état et il n'y a aucune marque à laquelle on puisse juger qu'un d'eux est dans une action forcée ».

Les saillies osseuses sont très accusées, mais elles augmentent encore lorsque la rigidité a disparu, à cause de la mollesse du muscle qui obéit à la pesanteur et s'affaisse davantage. Les côtes font des reliefs inusités. Le ventre, qui est souvent rétracté, au point que la paroi abdominale s'applique contre la colonne vertébrale, se trouve limité en haut par les saillies exagérées des rebords costaux et en bas par celles du pubis et des os iliaques. Aux membres inférieures les trochanters, la rotule, le tibia dans toute son étendue se dessinent vigoureusement sous la peau.

Pour compléter ces détails morphologiques, nous rappellerons la rareté des cordons veineux superficiels que nous avons déjà indiquée, et nous signalerons la présence des replis cutanés à l'abdomen, autour des grandes articulations, et qui sont la conséquence de la perte d'élasticité de la peau.

La putréfaction est annoncée par une teinte verdâtre qui se montre d'abord sur l'abdomen pour envahir toutes les parties du corps avec des nuances variées de bleu, de vert, de rouge sombre ou de brun noirâtre. La dissolution commence. Les formes extérieures s'affaissent, les détails morphologiques disparaissent sous l'influence du ramollissement des tissus et du développement des gaz. C'est alors qu'on voit le gonflement exagéré de l'abdomen et la bouffissure de tout le corps. A un degré plus avancé, celui de la fonte putride, de larges érosions se forment à la surface du corps, les cavités s'ouvrent, des larves d'insectes, qui se montrent d'ailleurs beaucoup plus tôt, grouillent dans les profondeurs. Les vers du tombeau ne sont pas en effet un préjugé populaire. M. Mégnin, dans une récente communication à l'Académie des sciences, a montré que les *vers du tombeau* étaient des larves d'insectes (diptères, coléoptères, lépidoptères, arachnides) qui proviennent des œufs déposés sur le cadavre. Le dépôt de ces œufs par ces insectes varie depuis quelques minutes jusqu'à deux ou trois ans après la mort, et l'on peut se demander comment ces insectes peuvent arriver sur des cadavres placés dans des bières et ensevelis à deux mètres de profondeur. Il n'en est pas moins vrai qu'ils y pénètrent, ainsi que l'a constaté M. Mégnin, et nous n'aurons pas lieu d'être surpris lorsque nous verrons un peintre espagnol nous montrer des coléoptères sur des cadavres en putréfaction.

Enfin, dans certaines conditions exceptionnelles, parmi lesquelles la nature du terrain doit jouer un certain rôle, il se produit une dessiccation du corps, véritable momification soit de quelques parties, soit du cadavre tout entier.

Nombre de traits réalistes, sur lesquels nous venons d'insister, ont été représentés par les artistes dans les œuvres d'art dont ils nous reste à parler.

M. E. Muntz, bibliothécaire de l'École des beaux-arts, nous a signalé un spécimen de « gisant » remontant aux premières années du XVe siècle, et fort curieux pour l'époque.

Il s'agit d'un fragment du tombeau du cardinal de Lagrange, conservé au musée d'Avignon. Ce morceau de sculpture vraiment remarquable, nous montre le cadavre du cardinal, nu, étendu sur son linceul dont les plis sont ramenés sur l'une des cuisses. La mort est ancienne, et l'artiste a représenté avec beaucoup de vérité et une science anatomique indiscutable cette variété de putréfaction sèche dont nous parlions tout à l'heure. La face a subi de trop graves mutilations, pour qu'il soit possible d'en parler;

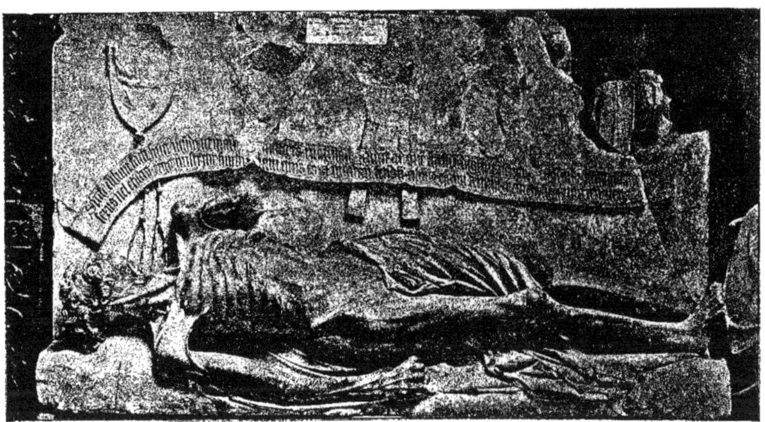

FRAGMENT DU TOMBEAU DU CARDINAL DE LAGRANGE.

Musée d'Avignon.

on distingue parfaitement néanmoins la rétraction des tissus de l'œil au fond de l'orbite proéminent.

Les muscles de tout le corps sont réduits de volume, et, suivant les régions, s'appliquent sur le squelette ou forment des cordes saillantes. Le squelette se dessine sous la peau parcheminée avec une grande précision anatomique.

Nous signalerons comme particulièrement bien observés les reliefs de la cage thoracique, la rétraction de l'abdomen, les saillis des os costaux, des rotules, des tibias [1], etc.

Les mausolées royaux de l'abbaye de Saint-Denis montrent les statues de trois rois

1. Avignon possédait autrefois un célèbre tableau aujourd'hui disparu et dû au pinceau du bon roi René. A cause du sujet qu'il représentait, il convient de le rapprocher du tombeau du cardinal de Lagrange. Nous empruntons les curieux détails qui suivent à l'histoire de René d'Anjou par le vicomte Villeneuve-Bargemont (cité par M. le comte de Quatrebarbes dans les œuvres complètes du roi René) : « M. le président de Brosses,

et de trois reines, représentés nus et à l'état de cadavre, étendus sur la pierre sépulcrale. C'est Louis XII et Anne de Bretagne, François Ier et Claude de France, Henri II et Catherine de Médicis. Chacune de ces œuvres remarquables mérite de nous arrêter un instant.

Nous n'avons pas à nous étendre ici sur la disposition architecturale de ces mausolées, qui sont de véritables petits édifices, élevés par les soins des artistes les plus éminents de l'époque et décorés de morceaux de sculpture, bas-reliefs et statues dont plusieurs sont des chefs-d'œuvre. Aux parties supérieures du monument, sur la plate-forme, les personnages royaux sont représentés sous le costume d'apparat, agenouillés dans l'at-

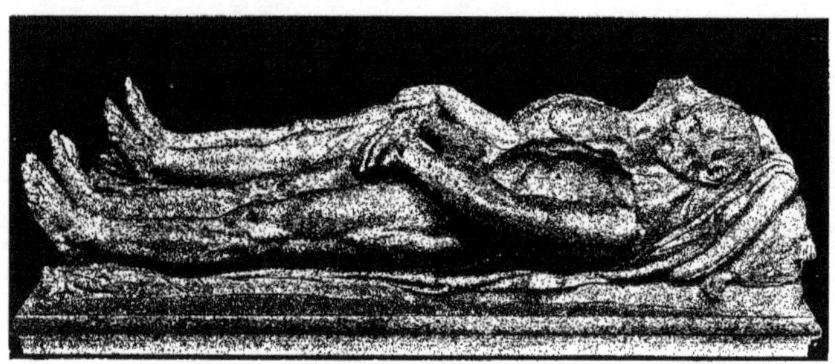

STATUES TOMBALES DE LOUIS XII ET D'ANNE DE BRETAGNE, PAR JEAN JUSTE.

Basilique de Saint-Denis.

titude de la prière. Puis sous la voûte, les mêmes personnages sont figurés à l'état de cadavre, étendus sur la pierre qui couvre le sarcophage. Ce sont ces statues de « gisants » que nous nous bornerons à décrire.

Le tombeau de Louis XII et d'Anne de Bretagne est attribué à Jean Juste. Les deux cadavres sont deux chefs-d'œuvre d'exactitude. L'artiste a poussé le scrupule de la vérité jusqu'à représenter sur l'abdomen la suture de l'embaumement, détail que nous n'avons pas observé ailleurs. Etendues chacune sur un suaire, les deux statues entièrement nues, ont la tête appuyée sur des coussins. Le visage du roi est profondément altéré, les orbites sont caves, la bouche est entr'ouverte, les lèvres rétractées laissent voir les dents et la langue aplatie. Les deux bras roidis sont ramenés sur le devant du corps, les mains

dans un spirituel voyage d'Italie, dit que René, fondateur des Célestins d'Avignon, peignit à la détrempe un tableau représentant sa maîtresse, qu'il avait vue dans son tombeau quelques jours après sa mort. Il fut, ajoute-t-il, si frappé de l'état horrible où elle était, qu'il voulut la peindre ainsi. C'est un grand squelette debout, coiffé à l'antique, recouvert de son suaire, les vers mangent le corps d'une manière affreuse, sa bière est ouverte, appuyée debout contre la croix du cimetière et pleine de toiles d'araignées fort bien imitées. »

recouvrent les organes génitaux. Les saillies musculaires sont exagérées par la rigidité cadavérique. Les tendons sont saillants, et les extrémités osseuses dégagées se dessinent très exactement sous la peau. Les orteils sont rétractés; les veines sont fort discrètement indiquées.

Le cadavre de la reine est traité avec tout autant de scrupule. La tête est renversée en arrière, la bouche entr'ouverte. La poitrine, très maigre, porte des mamelles flétries. La main droite étendue le long du corps est crispée par la rigidité cadavérique. La main gauche protège les organes recouverts d'un pli du suaire. Sur les deux cadavres, le ventre est modelé d'une façon très exacte et, en outre des sutures de l'embaumement, est marqué de plis cutanés très exactement observés.

Le monument de François Ier et de Claude de France a été édifié par Philibert de

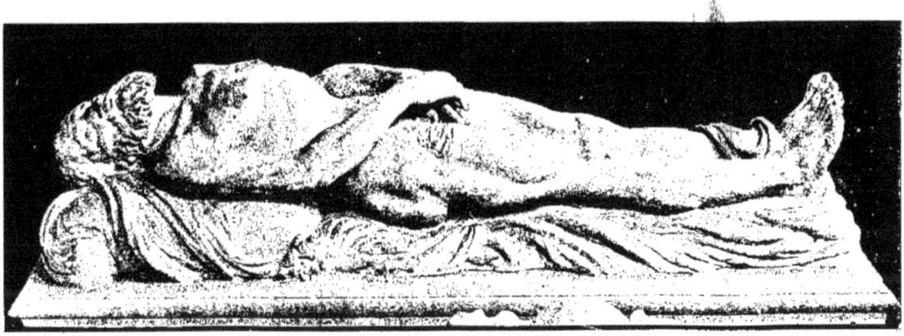

STATUE TOMBALE DE FRANÇOIS Ier, PAR PIERRE BONTEMPS.

Basilique de Saint-Denis.

l'Orme, qui confia à Pierre Bontemps l'exécution des statues des « gisants ». Nous ne trouvons pas ici le réalisme que nous avons signalé dans les statues de Louis XII et d'Anne de Bretagne. Et cependant l'image de la mort est rendue avec non moins de force. La poitrine saillante et la tête fortement renversée en arrière, François Ier est étendu rigide, les deux mains ramenées sur le milieu du corps, recouvert d'un pli du suaire. Le ventre est rétracté, et le sentiment de rigidité cadavérique est admirablement exprimé dans tout le corps par la saillie égale des muscles antagonistes. « Nous ne pensons pas, a dit de Guilhermy, que les artistes du XVIe siècle aient jamais reproduit rien de plus beau que ces deux figures, qui nous ont paru des chefs-d'œuvre accomplis. La tête de François Ier est d'une noblesse admirable; la poitrine, les bras et tout le reste du corps ont été modelés avec une distinction et une science qui se trouvent rarement réunies avec le même ciseau. A côté de cette majestueuse statue, le sculpteur a personnifié, dans celle de la reine, la grâce la plus exquise et la sensibilité

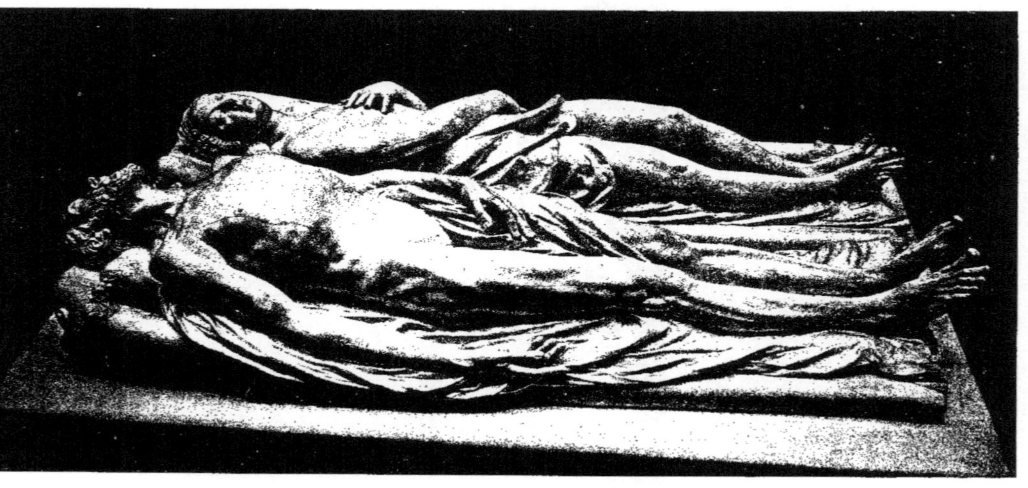

STATUES TOMBALES DE HENRI II ET DE CATHERINE DE MÉDICIS, PAR GERMAIN PILON.

Basilique de Saint-Denis.

la plus suave. Claude de France, morte à la fleur de l'âge (vingt-cinq ans), laisse deviner sur ses traits charmants l'expression d'un douloureux regret pour une vie qui s'ouvrait devant elle si brillante et si fortunée. »

Le monument de Henri II et de Catherine de Médicis fut confié au Primatice, qui chargea deux artistes différents du soin de sculpter les figures du roi et de la reine à l'état de cadavre. Germain Pilon eut la commande du « gisant » et Girolamo della Robbia celle de la « gisante », ainsi que l'a parfaitement établi M. Courajod. Mais Girolamo, mort le 4 août 1566, n'eut pas le temps de terminer. Germain Pilon hérita de la commande, et les deux statues tombales qu'on voit à Saint-Denis sont dues au même ciseau. Toutefois, l'œuvre inachevée de Girolamo della Robbia nous a été conservée;

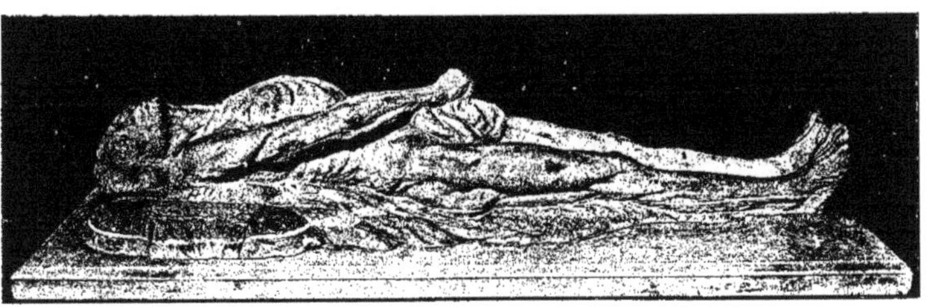

STATUE TOMBALE DE CATHERINE DE MÉDICIS, PAR GIROLAMO DELLA ROBBIA.

elle est dans la chapelle de l'École des beaux-arts, et nous y reviendrons tout à l'heure.

Nous avons vu, dans l'effigie couchée de Louis XII, la mort représentée dans son effrayante vérité. Ici, Germain Pilon a montré l'intention très arrêtée d'en atténuer l'horreur. Henri II, la tête renversée en arrière, porte sur les traits l'image d'un sommeil calme, exempt de terreur et de souffrance. Néanmoins le corps rigide, avec la main droite crispée, les jambes roidies, et tous les muscles durcis par la rigidité cadavérique, est bien celui d'un cadavre. Il n'en est pas ainsi de la reine, dont la pose cherchée rappelle celle des Vénus antiques. Elle est représentée avec les formes pleines de la jeunesse.

Il n'est pas sans intérêt de faire remarquer que cette œuvre était exécutée du vivant même de Catherine de Médicis, qui se faisait *pourtraire* ainsi quelques vingt-cinq ans avant sa mort.

La statue de Girolamo della Robbia est conçue dans un esprit tout différent. Aux stigmates réalistes de la mort s'ajoutent ceux de la vieillesse. Cette œuvre est très curieuse à étudier au point de vue de la vérité anatomique. La tête, renversée en arrière, fait saillir le cou dont la maigreur accuse les reliefs du larynx et de la trachée. La cage thoracique se dessine sous la peau ridée et au travers des seins flasques et amaigris. Le ventre, très rétracté, accuse la proéminence de la ceinture osseuse du bassin dessiné avec beaucoup d'exactitude. Néanmoins, son étroitesse relative pourrait faire croire que l'artiste a eu pour modèle un cadavre masculin. Le bras gauche est étendu sur le côté, et le bras droit roidi est ramené en avant. La tête n'est qu'ébauchée. « Telle qu'elle est cependant, dit M. Courajod, la figure de Catherine de Médicis est une œuvre qui ne

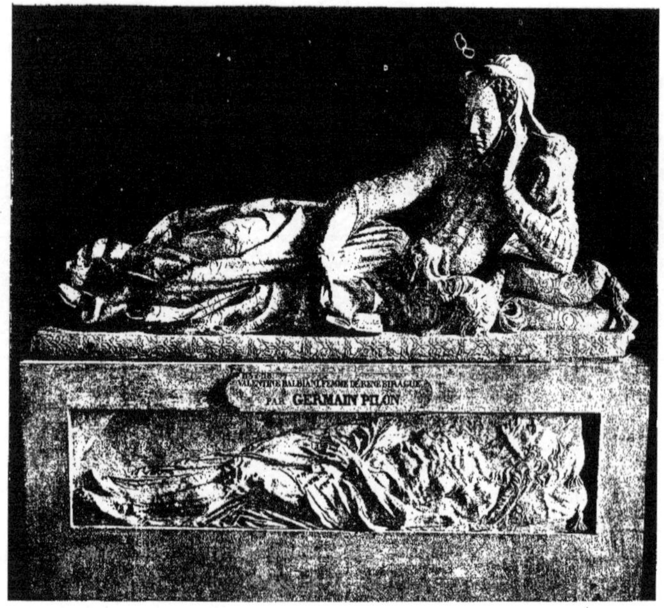

STATUE TOMBALE DE VALENTINE BALBIANI, PAR GERMAIN PILON.

Musée du Louvre.

manque pas de mérite, si elle n'est point d'un aspect agréable — C'est la dernière œuvre d'un della Robbia. »

Germain Pilon qui, dans l'effigie mortuaire de Catherine de Médicis, avait surtout voulu, ainsi que nous venons de le voir, cacher les horreurs du trépas sous les images de la grâce et de la jeunesse, a suivi dans un autre monument funéraire d'une femme célèbre une voie toute opposée. Il semble que l'œuvre du dernier des della Robbia ait été présente à sa mémoire, lorsqu'il exécuta le tombeau de Valentine Balbiani, femme

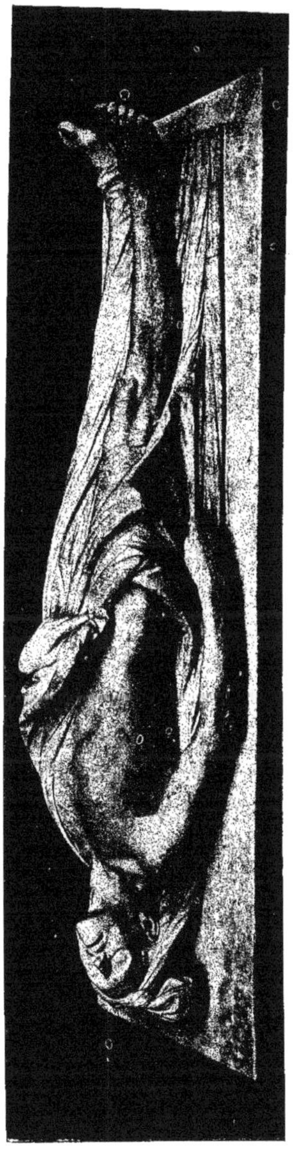

STATUE TOMBALE DE LOUIS DE BRÉZÉ

Cathédrale de Rouen.

de René Birague, qu'on peut voir aujourd'hui au musée du Louvre Sur la pierre tombale, c'est l'image de la vie. La statue de Valentine Balbiani la représente jeune et belle, étendue sur des coussins, à demi soulevée sur son coude gauche, tenant négligemment de la main droite un livre au devant duquel un petit épagneul, qui cherche à jouer, vient s'interposer. Mais, au-dessous, l'artiste nous a montré sculptée en bas-relief la morte nue, vieille et amaigrie.

Dans les œuvres qui précèdent, on a vu l'art peindre la Mort sans ménagements, offrant aux regards le cadavre nu et roidi, parfois même assombrissant encore le tableau des ruines de la vieillesse. Mais ce n'est pas tout, et les artistes poussant encore plus avant dans cette voie, ont orné le mausolée du cadavre envahi par la putréfaction. Nous connaissons de ce genre deux œuvres également remarquables, bien que d'un caractère tout différent.

Nous parlerons d'abord du monument de Louis de Brézé, dans la chapelle de la Vierge de la cathédrale de Rouen. Ce mausolée, dont on peut admirer le moulage au musée du Trocadéro, fut élevé, en 1536, à la mémoire de Louis de Brézé, grand sénéchal et gouverneur de Normandie, petit-fils de Pierre de Brézé et mari de la célèbre Diane de Poitiers, mort au château d'Anet, le 23 juillet 1531. Nous ne parlerons pas ici de la partie supérieure du monument où figure la statue équestre du sénéchal. Sur un sarcophage en marbre noir, posé presque au niveau du dallage de la chapelle, est étendue la statue en albâtre qui nous intéresse tout particulièrement, et que nous regardons comme un chef-d'œuvre de science et d'art. Elle représente Louis de Brézé mort. Le cadavre à demi enveloppé dans son suaire repose directement sur la dalle funèbre. Le bras droit est étendu sur le côté, le gauche est ramené sur le devant du corps. La tête n'est point soutenue par des coussins. Elle se renverse sur la pierre nue, coiffée d'un pli du linceul, renversée et légèrement inclinée de côté dans un mouvement bien pris sur nature. La mort est peinte sur la face, mais la mort déjà vieille. Et la putréfaction qui commence est révélée par l'affaissement des chairs, l'excavation des orbites, la bouche entr'ouverte, la minceur des lèvres collées aux maxillaires. Le reste du corps est admirablement modelé, les reliefs musculaires notés sans exagération. L'anatomie en est irréprochable et bien supérieure, à notre avis, à celle des autres « gisants » que nous avons étudiés jusqu'ici. En présence de cette figure si profondément vraie et si pleine d'expression, nous nous demandons ce que nous devons admirer le plus, ou de la science qu'elle témoigne ou de l'art avec lequel elle a été composée. Le nom de son auteur est tombé dans l'oubli! Elle a été attribuée, par divers écrivains, à Jean Cousin ou à Jean Goujon.

La seconde statue dont nous voulons parler ici est du grand maître lorrain Ligier Richier. Elle représente la mort dans toute son horreur, alors que la corruption a étendu sur tout le corps ses affreux ravages, mais avec une mise en scène toute spéciale, qui en a fait une œuvre unique dans l'histoire de l'art.

Elle fut faite pour le mausolée de René de Châlon, tué devant Saint-Dizier en 1544. On voit cette statue aujourd'hui dans l'église de Saint-Pierre, à Bar-le-Duc, où elle est connue sous les noms d'*Écorché*, de *Squelette* ou de *Statue de la Mort*.

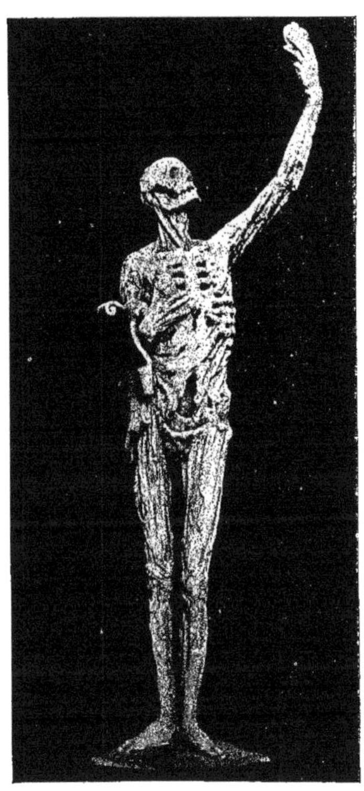

STATUE TOMBALE, PAR LIGIER RICHIER.

Église Saint-Pierre, à Bar-le-Duc

Contrairement à tout ce que nous avons vu jusqu'ici, le cadavre, dans un état de décomposition avancée, se dresse dans une attitude pleine de vie. Il retient du bras droit un écusson désarmorié (car la Mort efface toute distinction). La tête, rejetée en arrière et tournée de côté, dirige vers le ciel les orbites sans regard; dans cette même direction, le bras gauche, d'un geste plein d'ampleur, élève un cœur qu'il offre à Dieu. La face est réduite à l'état de squelette. La mâchoire est édentée. A la nuque adhèrent encore quelques mèches de cheveux. Le cou, qui conserve encore les débris musculaires du sterno-mastoïdien et du trapèze, montre à nu le larynx et la trachée artère. La poitrine n'est plus qu'un squelette auquel pendent des lambeaux de chair. La peau de l'abdomen est perforée, un grand lambeau retombe sur le pubis. Les membres ne sont pas dans un état moins lamentable ; le tégument présente de larges érosions, il se plisse sur les muscles desséchés, il se colle autour des grandes articulations dont l'ossature se dessine nettement. Ce morceau de sculpture témoigne d'une science anatomique profonde.

Quant à la représentation des ravages de la putréfaction, c'est d'un réalisme plus apparent que réel. L'artiste en a puisé, il est vrai, les principaux traits dans la nature, mais il les a coordonnés, arrangés, transformés d'une façon savante, où l'art et l'imagination tiennent une large place. Il nous suffira de citer la peau du ventre dont les plis transversaux retombent à la manière de ceux d'une draperie tendue. Nous ajouterons que Ligier Richier a négligé la représentation des auxiliaires de la décomposition : les larves, les vers du tombeau que d'autres artistes ont figurés avec tant de soin, ainsi que nous le verrons plus loin, sont ici absents, ainsi qu'un de nos amis de Bar-le-Duc a bien voulu sur notre demande s'en assurer. C'est qu'ici nous n'avons plus seulement la représentation banale du cadavre en putréfaction. Le grand artiste qui a conçu cette œuvre étrange, ne s'est servi de la mort que comme un moyen d'expression, et son cadavre est vivant. Tous les historiens de Ligier Richier s'accordent sur l'intensité de vie répandue sur cette statue, mais la dissension s'établit lorsqu'il s'agit d'en expliquer le mouvement.

Une question subsidiaire se pose sur laquelle les avis sont partagés et qu'on discute avec passion. Le *squelette*, dans son état primitif, tenait-il à la main un cœur de vermeil ou, selon la tradition, un sablier [1] ? Ce détail n'a qu'un intérêt secondaire et le problème est ailleurs.

1. A l'époque de la Révolution, la main qui tenait un cœur de vermeil aurait été brisée et remplacée ensuite par une main tenant une clepsydre ; ce n'est que plus tard que l'on y substitua définitivement un cœur. « Grâce à cette restauration, ajoute M. Cournault qui adopte la manière de voir de l'abbé Souhaut, la statue a repris la signification primitive : l'élan de la créature vers son Créateur. »

Mais survient un érudit et un chercheur, M. Marcel Lallemand, qui nous prouve, textes en main, que le *squelette* ne tenait pas un cœur. Il penche donc pour la clepsydre. « Le squelette, dit-il, en élevant le sablier, s'adresse à Dieu et lui répète les paroles du psalmiste : « O Dieu ! Voici : tu as fait mes jours mesurables et ma substance est comme rien devant toi : *Ecce mensurabiles posuisti dies meos et substantia tanquam nihilum ante te !* »

D'ailleurs, s'il établit que le cœur n'existait pas, il ne prouve pas autrement que par la tradition et des raisons de sentiment l'existence du sablier. Il est une troisième hypothèse que nous proposons timidement. La main ne peut-elle être supposée ouverte, et est-il bien nécessaire pour expliquer le geste et l'attitude d'y placer un objet ? Ce bras tendu vers le ciel n'est-il point le geste de l'appel désespéré, de la supplication, de la prière ardente en un mot ; geste d'ailleurs complété par celui de la main droite largement posée sur la poitrine comme pour protester d'une vie innocente ?

Nous pouvons nous demander si nous sommes ici en présence d'une représentation funèbre banale, d'une simple statue de la mort, comme celle du cimetière des Innocents, par exemple, placée autrefois à la tour de Notre-Dame-du-Bois et qu'on voit aujourd'hui au Louvre, ou bien d'une statue tombale représentant le défunt lui-même. Nous savons, par les monuments funéraires que nous avons étudiés précédemment, combien il était dans les habitudes de l'époque de réunir sur les mausolées deux effigies du mort, l'une le représentant pendant sa vie souvent dans l'attitude de la prière, l'autre après la mort à l'état de cadavre. Ici l'artiste, par un trait de génie, n'a-t-il pas réuni les deux images en une seule? Le mort et le vif ne font qu'un. C'est le cadavre lui-même, le cadavre putréfié, qui se lève et adresse au ciel sa dernière supplication.

La légende rapporte que René de Châlon avant d'expirer demanda qu'on fît, pour son tombeau, sa portraiture fidèle, non comme il était en ce moment, mais comme il serait trois ans après son trépas. Vraie ou apocryphe, cette version montre tout au moins combien notre interprétation est conforme aux idées du temps. L'œuvre de Ligier Richier vient prendre rang, mais avec un caractère tout spécial, dans cette série de statues tombales des xve et xvie siècles, où l'artiste n'a pas craint de figurer le défunt après sa mort, soit portant les premiers indices de la décomposition, soit en proie déjà à la putréfaction la plus avancée.

Les représentations qui furent faites alors du personnage symbolique de la Mort confirment cette manière de voir. Le plus souvent la Mort est figurée sous les traits d'un squelette. Il existe bien, il est vrai, quelques figures de la Mort avec les apparences d'un putréfié, témoin celle du cimetière des Innocents, que nous citions tout à l'heure. — Cette Mort hideuse avec sa tête de squelette, son ventre ouvert, ses chairs en décomposition est d'une anatomie fort rudimentaire. — Mais son attitude est bien différente de celle de la statue de Ligier Richier. Elle se tient droite, dans une pose de Majesté qui trône, la main droite avait pour sceptre une faux qui manque aujourd'hui; de la main gauche, elle s'appuie sur un bouclier armorié. La tête haute semble dominer la foule des pâles humains tremblant devant elle.

Une petite statuette en bois, appartenant à M. le Dr Marie et qui représente également un putréfié, a une attitude analogue [1].

Sur le tombeau du maréchal de La Palisse dont les débris sont au musée d'Avignon, la Mort était représentée par un cadavre décharné et ouvert au milieu du ventre d'une

1. Statuette en bois de tilleul, 35 centimètres de haut, représentant la Mort et faisant vraisemblablement partie d'une horloge à personnages, travail du sud de l'Allemagne, probablement fin du xviie siècle.

L'aspect général de cette statuette est celui d'un squelette à demi couvert de haillons de chair. La partie antérieure du crâne est complètement à nu, la partie postérieure est encore recouverte par les téguments qui se continuent avec ceux de la nuque et du dos et rattachent ainsi la tête au tronc. Le crâne est supporté par une sorte de colonne qui s'enfonce dans le thorax et dont il est difficile de dire si elle représente la trachée ou le rachis. Une large éventration ouvre l'abdomen et permet d'apercevoir, dans sa profondeur et dans celle du large blessure, armée d'un dard menaçant. Mais en aucun cas, la Mort ne se présente le regard tourné vers le ciel dans l'attitude de la supplication ou de la prière. L'éternelle moissonneuse accomplit sa lugubre besogne, sourde aux plaintes ou aux objurgations. Son geste est celui du commandement ou de la menace. Son attitude dit la puissance à laquelle rien ne résiste ici-bas.

Ce n'est pas seulement dans les représentations funéraires que les artistes du XIVe siècle et des siècles suivants ont figuré la mort et ses affreux ravages.

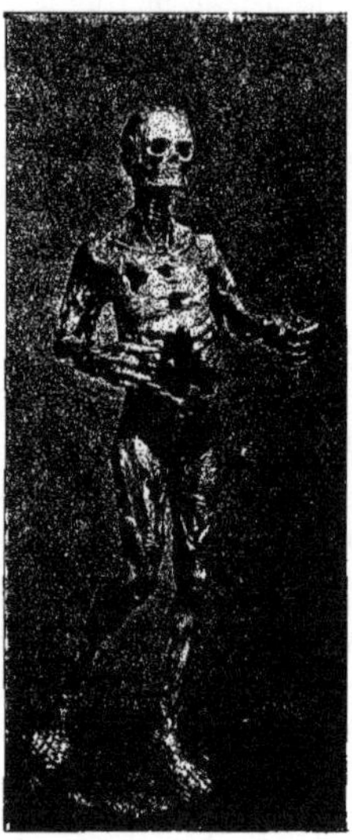

PUTRÉFIÉ. STATUETTE EN BOIS.

Collection du Dr P. Marie.

Qui ne connaît la célèbre fresque du Campo Santo de Pise, représentant le *Triomphe de la Mort*, longtemps attribuée, sur la foi de Vasari, à Orcagna, et qui semble devoir être restituée à l'école siennoise, peut-être aux Lorenzetti[1].

thorax, le rachis et la face interne des côtes. Aux bras et aux jambes on aperçoit les os du squelette par les hiatus creusés dans les chairs en pourriture; quelques loques de peau couvrent encore une partie des pieds et les chevilles. En plusieurs endroits, notamment sur la tête et sur l'abdomen, se voient « les vers du tombeau » assez longs, sinueux et ayant en somme toute l'apparence de petits serpents. Les mains et les poignets sont encore revêtus de quelques lambeaux des téguments, la gauche tenait suivant toute vraisemblance une faux, la droite un sablier, mais ces attributs manquent actuellement. La figure repose sur un petit tertre gazonné.

1. Voyez la *Peinture italienne*, par G. Lafenestre.

Voici la description qu'en donne M. G. Lafenestre dans son livre sur la peinture italienne :

« Le *Triomphe de la Mort* porte le même titre que le poème de Pétrarque. Dans la fresque, comme dans les vers, la grâce et la vigueur avec lesquelles sont peintes les ivresses passagères de la vie, y rendent plus horrible et plus douloureuse la victoire violente et définitive de la mort. Rien de plus aimable que le groupe des jeunes femmes aux brillantes parures, qu'on voit assises sur la droite, dans un bosquet d'orangers. L'une caresse son

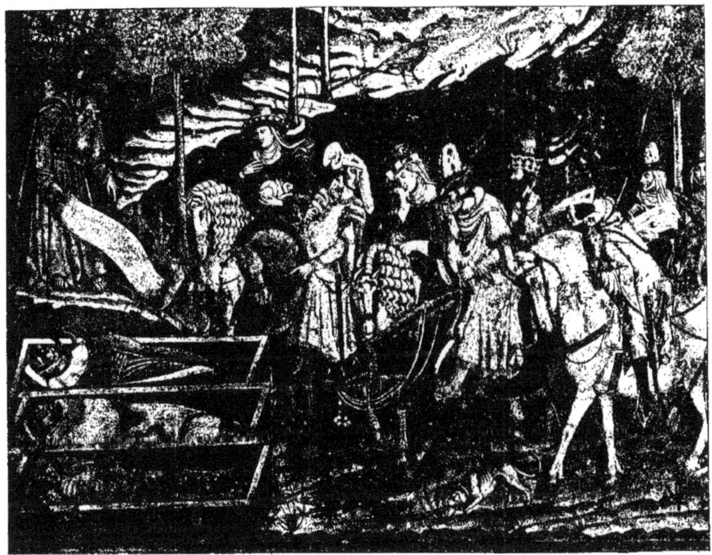

FRAGMENT DU TRIOMPHE DE LA MORT.

Fresque du Campo-Santo de Pise.

petit chien peletonné sur ses genoux, d'autres chantent aux sons de la cithare ou du théorbe; d'élégants jouvenceaux, le faucon sur le poing, leur glissent dans l'oreille de douces paroles. Non loin, des couples amoureux se promènent sous les feuillages. On dirait une conversation galante du Décaméron. C'est sur cette joyeuse compagnie que la Déesse fatale, l'éternelle victorieuse, se précipite d'un vol furieux, du haut des airs. Elle n'a point pris l'apparence grêle et hideuse d'un squelette décharné, elle garde au contraire les traits d'une véritable guerrière. C'est une virago, vieillie mais vigoureuse, cuirassée de fer, qui, les cheveux au vent, brandit, d'un geste brutal, la formidable faux. Au-dessous d'elle, dans un trou, gisent déjà pêle-mêle ses victimes dernières : roi et pape, seigneurs et grandes dames, évêques et moines; des démons et des anges se disputent les cadavres. Vainement une troupe en haillons de gens désespérés, d'estropiés lamentables, des aveugles, des paralytiques, des manchots, tournent vers elle leurs yeux suppliants, implorant ses coups comme une délivrance. La cruelle qu'elle est, n'écoutant rien, poursuit son vol vers le frais bosquet au-dessus duquel planent des essaims d'amours. A gauche, de l'autre côté du rocher qui abrite ces misérables, le spectacle n'est pas moins saisissant. Là, des flancs de la montagne, débouche une chevauchée triomphante de seigneurs et de dames, dans le plus brillant appareil.

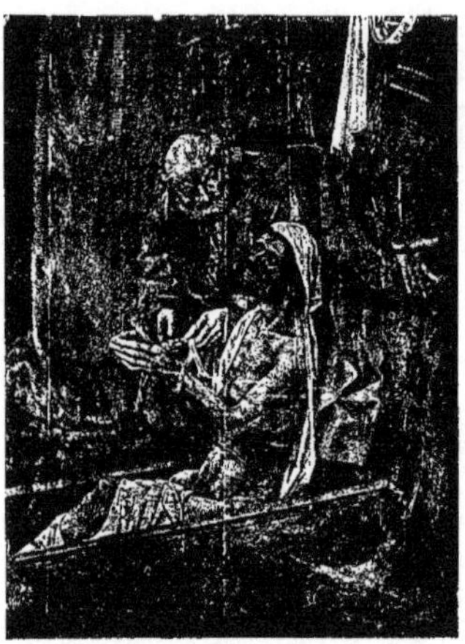

FRAGMENT DE LA RÉSURRECTION DE LAZARE. NICOLAS FROMENT.

« Soudain, le joyeux cortège s'arrête court : à quelques pas devant lui, s'ouvrent béants trois cercueils, gisants à terre, trois cercueils avec trois cadavres, l'un vêtu de l'hermine doctorale, déjà livide et gonflé, l'autre portant la couronne, en pleine putréfaction, le dernier réduit à l'état de carcasse, méconnaissable, tous emplis de vermine, tous rongés par des reptiles.

« Les chevaux effarés allongent la tête en reniflant; l'un des cavaliers se bouche le nez, sa compagne pensive laisse tomber mélancoliquement son menton sur sa main.

« La chasse est troublée pour ce jour-là et les gens du monde sont inquiets. Cependant au-dessus d'eux, dans les hauteurs de l'horizon, au milieu même des rocs d'où jaillissent les flammes infernales, les serviteurs de Dieu, les pieux anachorètes vaquent paisiblement à leurs besognes journalières, bêchant leurs jardins, trayant leurs chèvres, lisant leur missel, fermant leurs yeux et leurs oreilles à toutes les tentations; ils vivent en grâce, ils meurent en paix, en compagnie des cerfs, des lièvres, des perdrix, de toute la création apprivoisée par leur douceur. Un sentiment jeune et vif de toutes les joies de la nature éclate dans cette partie de la composition. C'est le Moyen âge qui pense, c'est déjà la Renaissance qui parle. »

Nous n'insisterons pas plus longtemps ici sur la manière dont le peintre a représenté, sur les cadavres, les degrés divers de la décomposition des corps. Si nous trouvons là une peinture réaliste assez exacte de ce lugubre tableau, le troisième cadavre réduit

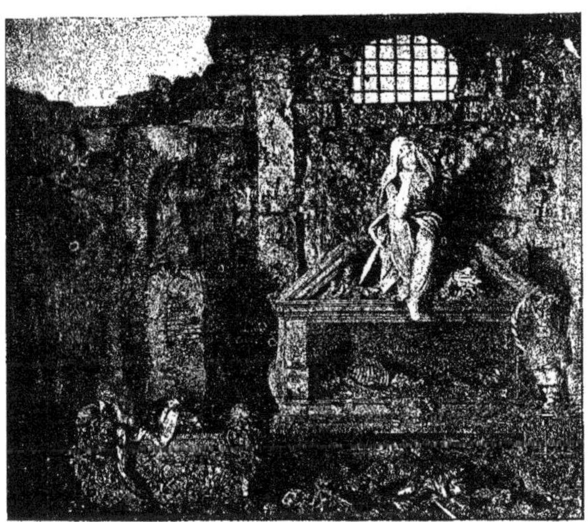

PUTRÉFACTION. BAS-RELIEF EN CIRE DE GAETANO GIULIO.

Musée du Bargello à Florence.

presque à l'état de squelette témoigne d'une science anatomique fort rudimentaire.

Nous ne pouvons passer sous silence une résurrection de Lazare, de Nicolas Froment ou Fromenti, et qui se trouve aux Offices, à Florence. Lazare à demi nu, décomposé, horrible, se dresse hors de sa bière, les mains jointes tendues en avant. On voit des larves sur la peau.

Mais nulle part la corruption des corps n'a été représentée avec un réalisme plus répugnant que dans les hauts-reliefs en cire de Lumbo Gaëtano Giulio, au musée du Bargello, à Florence.

Deux hauts-reliefs sont consacrés à la putréfaction, un troisième représente la peste.

Au fond d'horribles souterrains, parmi des débris de toutes sortes, au milieu de tombeaux, des cadavres, entassés pêle-mêle, sont en proie à la pourriture. Tous les différents degrés de la putréfaction sont représentés. On y voit des femmes et des enfants. Des rats et des reptiles grouillent dans cette puanteur. Nous ferons grâce aux lecteurs d'une description plus détaillée. Dans l'un de ces hauts-reliefs, le Temps, sous les traits

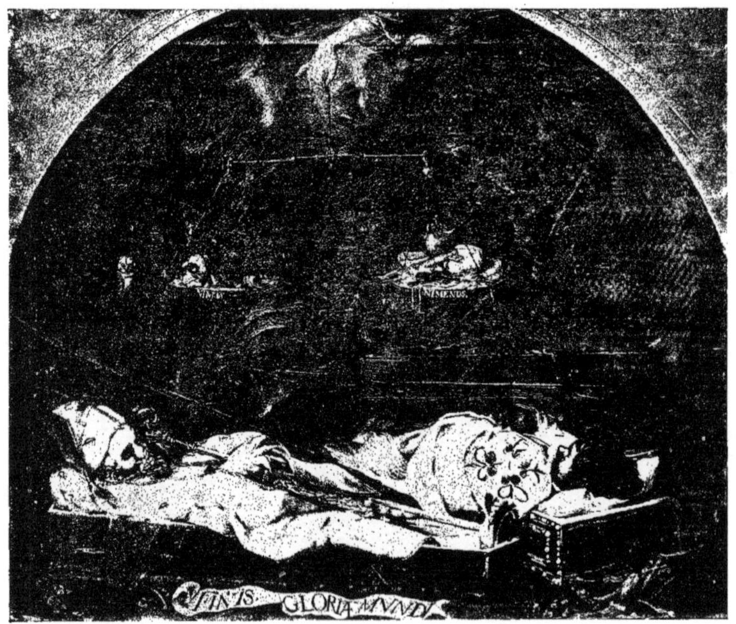

LA FIN DES GLOIRES DE CE MONDE, PAR VALDÈS DE LEAL.

Hôpital de la Charité à Séville.

d'un vieillard, détourne la tête de cet horrible spectacle ; dans l'autre au faîte d'un tombeau, une sorte de statue de la Mélancolie domine l'affreuse scène. C'est ce dernier que nous avons fait reproduire. Dans le haut-relief qui représente la Peste, se voit un amoncellement de cadavres de tout âge et de tout sexe, au milieu des ruines. Un homme qui apporte un nouveau cadavre se renverse suffoqué par les effluves miasmatiques, malgré le bandeau qui lui bouche le nez. Au loin, de grands feux s'allument dans la campagne déserte. La silhouette d'une ville se profile à l'horizon. L'auteur de ces cires étranges y a déployé beaucoup d'habileté et de talent. Mais l'on peut se demander par quelle aberration il a consacré à la représentation d'un tel sujet toutes les ressources de son art. C'est le chantre de la pourriture, le virtuose de la putréfaction.

Enfin nous devons signaler encore un tableau bien connu de Valdès de Léal, à l'hôpital de la Charité, à Séville, et qui porte comme titre : *la Fin des gloires de ce monde.*

On y voit deux cadavres dans deux bières ouvertes. L'un d'eux, qui est le plus en vue, porte la mitre et les vêtements pontificaux. La face rongée laisse voir les dents. Elle est couverte de vers et de larves, qui se répandent également sur les vêtements et qu'on voit grouiller entre les plis de la chasuble. Il s'y ajoute de gros coléoptères.

Nous avons raconté plus haut comment M. Mégnin avait reconnu dans les tombeaux la présence de coléoptères qui s'y introduisent aux différentes époques de la putréfaction suivant les espèces, pour y déposer leurs œufs, d'où naissent les larves qui vivent de la pourriture.

TABLE DES MATIÈRES

FIN DE LA TABLE DES MATIÈRES

TABLE DES FIGURES

LES GROTESQUES

LES NAINS, LES BOUFFONS, LES IDIOTS

LES INFIRMES

LES AVEUGLES

LES TEIGNEUX

LES SYPHILITIQUES

LES LÉPREUX

LES PESTIFÉRÉS

LES MALADES

LES MORTS

FIN DE LA TABLE DES FIGURES

TABLE DES NOMS DES ARTISTES CITÉS DANS CET OUVRAGE

A

B

C

D

F

G

H

J

L

M

N

O

P

R

S

T

V

FIN DE LA TABLE DES ARTISTES CITÉS DANS CET OUVRAGE

Imprimeries réunies, B, rue Mignon, 2.

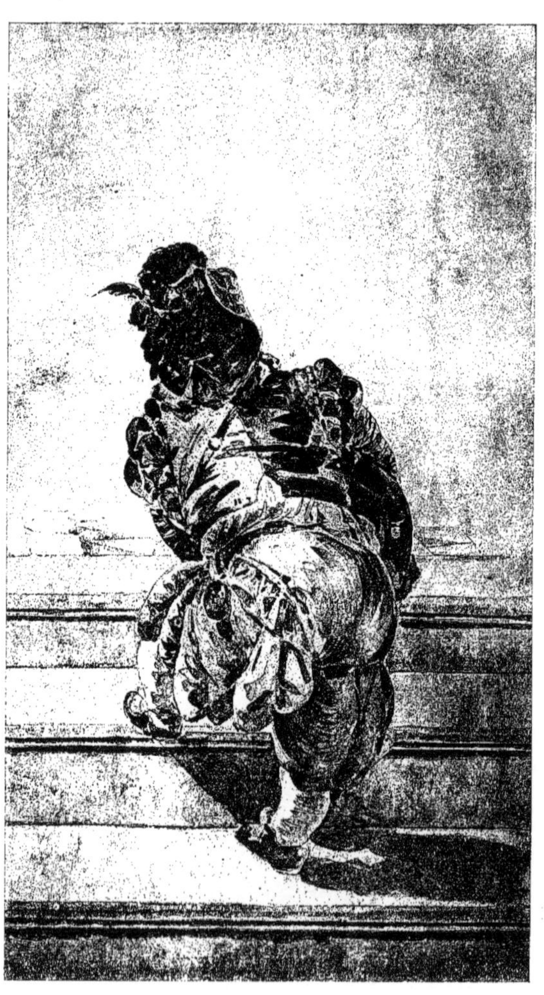

Imprimeries réunies, B, rue Mignon, 2.

www.ingramcontent.com/pod-product-compliance
Ingram Content Group UK Ltd.
Pitfield, Milton Keynes, MK11 3LW, UK
UKHW020558180726
13838UKWH00001B/310